世图心理

博客：http://blog.sina.com.cn/bjwpcpsy
微博：http://weibo.com/wpcpsy

U0311381

抗新冠肺炎心理自助手册

《抗新冠肺炎心理自助手册》编委会 编著

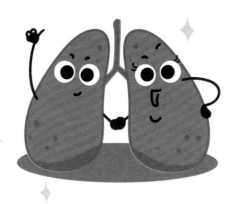

世界图书出版公司

北京·广州·上海·西安

图书在版编目（CIP）数据

抗新冠肺炎心理自助手册 /《抗新冠肺炎心理自助手册》编委会编著 . —
北京 : 世界图书出版有限公司北京分公司，2020.2
　　ISBN 978-7-5192-7290-6

　　Ⅰ . ①抗… 　Ⅱ . ①抗… 　Ⅲ . ①日冕形病毒 – 病毒病 – 肺炎 – 心理疏导 –
手册　Ⅳ . ① R395.6-62

中国版本图书馆 CIP 数据核字 (2020) 第 022672 号

书　　　名	抗新冠肺炎心理自助手册 KANG XINGUAN FEIYAN XINLI ZIZHU SHOUCE
编 著 者	《抗新冠肺炎心理自助手册》编委会
责任编辑	梁沁宁　李晓庆　王　洋
特约编辑	刘煜凡
装帧设计	蔡　彬
出版发行	世界图书出版有限公司北京分公司
地　　　址	北京市东城区朝内大街 137 号
邮　　　编	100010
电　　　话	010-64038355（发行）　64037380（客服）　64033507（总编室）
网　　　址	http://www.wpcbj.com.cn
邮　　　箱	wpcbjst@vip.163.com
销　　　售	新华书店
印　　　刷	河北鑫彩博图印刷有限公司
开　　　本	880mm × 1230mm　1/32
字　　　数	100 千字
版　　　次	2020 年 2 月第 1 版
印　　　次	2020 年 2 月第 1 次印刷
国际书号	ISBN 978-7-5192-7290-6
定　　　价	25.00 元

序　言

2020 年 1 月，当中国人民还沉浸在新年的喜悦中时，新型冠状病毒却悄然攻击了武汉，接着，病毒迅速从武汉蔓延至全国。这对忙于筹备春节的人们来说是始料未及的。这段时间，每个人都会强烈感受到疫情的冲击，承受疫情带来的影响。在此次席卷全国的疫情面前，没有一个人是旁观者。如何使人们理性"抗疫"，如何使人们从"抗疫"的应激状态过度到将防止疫情和疾病作为日常生活的一部分、过好当下的日常生活的状态，成为抗击疫情之时以及疫情之后的重中之重。

2020 年 1 月底，国家卫生健康委员会发布了《新型冠状病毒感染的肺炎疫情紧急心理危机干预指导原则》，更凸显了在疫情之中及之后为大众提供心理援助的重要性。基于此，本书编委会撰写了这本《抗新冠肺炎心理自助手册》，意在帮助公众了解自己在疫情中或者疫情后的心理健康状况，在知识以及意识层面清楚地了解：受疫情的影响，人们可能会产生哪些心理问题？如何缓解这些心理问题？如何应对自己的恐慌情绪？如何科学处理自己的情绪或者心理问题，平复心态，建立正向、积极的心理状态？

本书详细讲述了疫情期间可能出现的心理变化和心理问题，让大众读者理解自己已经出现或者可能会出现的消极情绪的来源，帮助不同人群了解如何解决自己在心理层面遇到的困扰，并且提供了不同人群进行心理自助以及寻求专业咨询的方法，使人们可以建立对自己心理状态的基本信心。本书还针对"污名化""分离""丧失"等社会心理问题提供了心理调节方法，为与疫情相关的人群（包括医护人员、患者及家属、一般成人、家长）提供了有效的心理自助的方法和实用策略以及部分电话及网络心理咨询渠道以缓解心理问题。书中附有心理自测量表和全国及部分省份心理危机干预机构的联系方式，实用性很强。

本书的编写者全部来自中国人民大学心理学系。第一章的编写者为李英武，第二章的编写者为张晶和李雪婷，第三章的编写者为李欢欢，第四章的编写者为陈晓晨、张登浩和李洁，第五章的编写者为陈文锋和温晓通，第六章的编写者为董妍和陈晓晨，全书由胡平统稿并修正。为尽早使公众得到心理支持，他们一边赶写稿件，一边为公众提供免费在线心理咨询，为全民抗击疫情提供了有益的助力。感谢他们的辛勤付出！本书也是国家社会科学基金重大项目"文化比较视阈下的中西思维方式的文化差异"（项目号19ZDA021）的成果之一。

特别鸣谢中国出版集团有限公司指导世界图书出版有限公司出版了此书，彰显了出版者的使命、担当和社会责任感。

病毒无情，人间有爱！我们坚信，只要人们沉着应对，针对可能发生的自身心理问题，开出"心理处方"，做好心理"防疫"，以良好乐观的心理状态积极应对疫情，就能迎来美好的春天！

主编 胡平
首都发展与战略研究院研究员
中国人民大学心理学院副院长、心理学系主任
中国心理学会文化心理学专业委员会主任委员
中国科普作家协会心理科普专业委员会主任
2020 年 2 月 4 日

目　录

第一章　心理健康标准及自我心理健康评估

　　农历庚子年春节，新型冠状病毒肺炎疫情来势汹汹，波及全国，牵动着亿万人民群众的心。无论是身处风暴中心的武汉人，还是远离武汉的其他地区的人们，都在承受着各种此次疫情带来的不便以及情感伤害。正如武汉作家方方所说："时代的一粒灰，落在个人头上，就是一座山。我们唯一能做的，就是把这一切都扛下来。"的确，全国人民都在扛着这场战"疫"所带来的伤痛，迎着抗病毒之战而前行。

　　在新冠肺炎疫情发生伊始，人们就把恐慌和焦虑写在了脸上；随着疫情的持续，越来越多的负面情绪开始在社会上积聚起来。站在疫情一线的医护人员所承受的压力让人揪心；一些确诊、疑似的患者感到恐惧和疑虑，这也让他们的家人、朋友充满了担忧、悲伤和失落；与此同时，看着电视、盯着手机追踪与疫情发展相关的信息，让很多人越来越多地感受到负面情绪，开始变得痛苦、愤怒，甚至陷入不自觉的过度焦虑中。当然，这些情绪的出现是正常的，是人们面对不确定性以及风险而产生的正常反应。但是，如果"每次一看到与疫情相关的信息心里就会非常不舒服，但又难以控制自己对这些信息的频繁关注，结果形成了恶性循环"或"看到自己和确诊患者同乘过一辆交通工具，担心得睡不着觉"，那就有点反应过度了。这个时候，人们最需要的是评估自己的情绪状况，主动调节自己的心态。别忘了，人们的情绪状态是与自身免疫力密切相关的，稳定的情绪是抵抗病毒的强力屏障。

第一节　健康和心理健康标准

一、健康的标准

健康是人类生存发展的重要基石。那么，什么是健康呢？

世界卫生组织（World Health Organization, WHO）对健康的定义是"健康不仅是没有疾病和衰弱的状态，而且是身体、心理和社会适应力的完满状态"。所以，按照这一概念来说，健康是指身体健康、心理健康，以及社会适应性良好。

健康应包括人的心理、行为的正常和对社会道德规范的遵守，以及对周围环境的适应能力。我们可以看到，健康的含义注入了环境的因素，健康是"生理、心理、社会、环境"四者的和谐统一。可以说，健康的含义是多元的、相当广泛的。健康是人类永恒的主题。

在这次新冠疫情中人们的健康标准应该是：身体没有疾病，也没有因为此次事件产生过度的负面感受，情绪感受较为正面，能够适应全社会的防疫安排和要求，而且在社会道德判断方面有自我的独立判断。

二、心理健康的标准

"心理健康"既是一个具有国际普遍性的热点问题，又是一个颇具时代性的焦点问题。大量研究证实，人的心理健康是战胜疾患的康复剂。所以，在当前阻击新型冠状病毒肺炎的战争中，关注人的心理健康显得尤为必要。

什么是心理健康呢？

人本主义心理学家马斯洛认为，心理

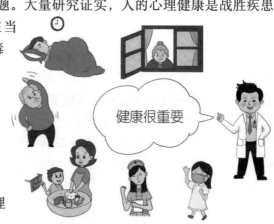

健康很重要

健康的个体应满足十条标准。

这十条标准分别为：

（1）具有适度的安全感；

（2）具有客观的自我评价；

（3）具有适度的自发性和感应性；

（4）与周围环境保持良好的互动；

（5）能保持人格的完整与和谐；

（6）善于从经验中学习；

（7）能保持良好的人际关系；

（8）有切合实际的生活目标；

（9）接受自己的适度需要；

（10）在不违背团体要求的原则下能保持自己的个性。

我国学者王登峰在1992年也提出过心理健康的八条简单标准：了解自我，悦纳自我；接受他人，善与人处；正视现实，接受现实；热爱生活，乐于工作；能协调和控制情绪，心境良好；人格完整和谐；智力正常；心理行为符合年龄特征。

在这次新冠疫情中，心理健康的人应该能够正确地认识环境，调整好自身感受，较好地适应交通限制等隔离措施，保持愉悦、积极、乐观的心态，充分相信疫情终将得以控制，调整自己的负面情绪，很好地跟人沟通，保持自己与周围环境的和谐。

第二节　心理健康的评估方法

一、疫情中常见的心态及心理健康水平

面对疫情，普通大众大多会出现恐慌、失望、恐惧、易怒等心态，导致不敢出门、盲目消毒等行为（资料来源：国家卫生健康委员会官方微信公众号）。中国社会科学院社会心理学研究中心的调查数据显示（王俊秀，2020）[①]，从除夕到春节期间，在参与调查的11055人中（年龄范围是18岁～70岁），对于疫情的主流情绪是较为强烈的担忧（79.3%）、恐惧（40.1%）和愤怒（39.6%）（见图1）。

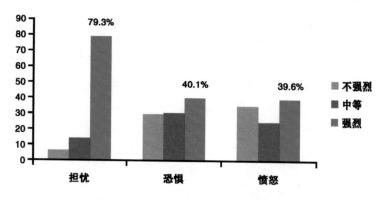

图1　普通大众面对疫情的主要情绪
（资料来源：中国社会科学院社会心理学研究中心）

那么，是不是出现上述情绪问题就是心理不健康了呢？心理学家是这样解读的。

首先，健康与不健康是相对的，世间既无心理完全健康的人，也无心理完全不健康者。保持健康的心理是一种相对平均、均衡的状态。判断心理健康与否一般要根据个体的心理和行为是否偏离某一人群的平均值。产生情绪是很正常的，如果情绪没有过"度"，心理就是健康的。举个例子，"恐慌"这种情绪其实本身是具有社会适应意义的，因为恐慌意味着对危险的警觉，感到"慌了"的人会对危险更敏感，并更积极地保护自己。但是如果过量的信息带来了过度恐慌，严重影响人们的心态和生活，以至于越看越慌、越慌越想看，从而形成恶性循环，甚至导致失眠、焦虑，这就是心理不健康的表现了。

其次，评估一个人的心理健康程度，还要看其行为是否合乎其所处社会的社会规范。这是根据个体对社会规范的遵守程度和其社会成就水平来判断其心理健康程度。有研究者认为，心理健康是指个体的社会行为合乎某种标准，一方面能为社会所接受，另一方面也能给自己带来快乐。因为就其实质而言，心理健康"既有其个体性（发展性、自主性）的一面，也有其社会性（适应性、规范性）的一面"。

比如，有报道说有人拒绝检测体温并试图骑车硬闯，还打伤社区的工作人员。经过民警的耐心教导后，这个人仍然出现抗拒行为，大打出手。面对这种无法遵守社会规范的人，我们显然就要评估其心理健康水平了，当然这需要专业精神科医生的进一步诊断。

从以上调查及判断心理健康的标准的复杂性可以看出，要维护好自身的心理健康，科学使用心理健康工具和手段来进行心理健康水平的评估是非常重要的。那么，常用的心理健康评估方法有哪些呢？

二、常用的心理健康评估方法及评价标准

1. 常用的心理健康评估方法

一般情况下，心理健康评估分为他评（他人评价）和自评（自我评价）两种方法，一般以他评为主。他评的常用方法有观察法、访谈法、心理测验法等。

（1）观察法：异常心理往往会表现在外在行为或可观察到的情绪上，比如，行为上做事被动、少言少语、自暴自弃等，情绪上则可能会表现为压抑、消沉、焦虑等。这些情绪和行为通常很容易被别人观察到。

（2）访谈法：访谈法是指为了某个特定的目的，在两人或多人之间进行短暂的见面和交谈。访谈法是专业心理评估进行异常心理诊断和辅导的主要方法。

（3）心理测验法：心理测验法是心理学工作者使用专业的诊断和评价工具对当事人进行心理评估的方法。心理诊断中常用的心理测验主要有：SCL-90、MHT、抑郁量表、艾森克人格量表、16PF、投射测验、画人测验等。

（4）多种方法综合运用：在实际工作中，心理健康的评估往往需要将多种方法进行综合运用。例如，评估者经过观察，发现某人有抑郁倾向，经过深入交谈后，进一步运用心理测验法判断抑郁水平，或者将其转介到专业心理咨询师处做进一步的访谈。同时，评估者还会综合考虑被评估者本人的自我报告，以此来评估他的心理健康水平。

评估心理健康水平的另一个主要方法就是**自我评价法**。心理基本正常的人，完全可以察觉到自己当前的心理活动和以前的差别、自己的心理表现和别人的差别等。这种能力在心理学上也被称为"自知力"。

在全国上下应对重大疫情的时候，维护自身的心理健康水平，可能更需要个人对自身的评估，因此心理健康的自我评估是了解和关注自身心理健康非常重要的方法和手段。

2. **心理健康水平的评估标准**

在进行心理评估时，有非常具体的操作性标准：

（1）自我评价标准：如果认为自己有心理问题，无法控制自己的脾气、心情等，这个人的心理当然不会完全正常。

（2）心理测验标准：心理测验的测评量表一般是通过有代表性的取样、成立常模样本、检测信度、检测效度和方法的标准化等一系列的操作后才得以形成，这可以在一定程度上避免主观性。所以，借助心理测验的测评量表可以相对客观地了解自己的心理健康水平。

（3）病因病理学分类标准：这种标准最客观，是将心理问题当作躯体疾病一样看待的医学标准。如果医生经过检查发现某人存在明显的脑功能障碍，这也意味着其心理健康水平较低。

（4）外部评价标准：人的心理活动总是表现在生活的各个方面，如果所有生活在某人周围的人都认为他的心理有问题，这至少意味着其心理健康水平可能需要更多关注。

（5）社会适应性标准：在正常情况下，人们会维持身体与心理的平衡状态，也能够依照社会生活的需要适应环境、改造环境。如果某人不能按照社会认可的方式行事，那么他有心理健康问题的可能性就比较大。

在使用上述标准评价一个人的心理健康水平时，需要注意不同的人的社会文化背景、风俗习惯也许会有所不同，所以，衡量个体行为的社会标准也会随之有异。由于文化背景的不同，不同社会的行为规范可能会有差异；在同一社会文化背景下，对于不同宗教、地区、社会阶层的人，衡量其行为的标准也可能会有所不同。

第三节　心理健康的快速自我评估

科学、准确地进行心理测量与评估是促进心理健康的重要手段。在面对当前的疫情时，每个人都应该做自己的"心理健康师"。

一、采用心理健康量表来进行快速评估

心理健康量表是专门用来测评心理健康的工具。由于对心理健康内涵理解的不同，心理健康量表测评的内容也不同。国内对心理健康进行综合评鉴的工具，从使用频率来看主要是症状自评量表（SCL-90）、心理健康诊断测验（MHT）、Achenbach儿童行为量表（CBCL）等（廖全明、苏丹、黄希庭，2007）[②]。

除了世界卫生组织生活质量测评外，大家也可以选择焦虑抑郁症状自评量表进行自我评估（见本书附录2）。

二、采用行为评价方法来评估

使用行为评价法对心理健康状况进行评估，一般从以下几个方面进行。

1. 行为层面

行为层面的问题主要表现为：行为的活动力增加或减少，很难与人交流，容易跟人争吵，没有办法休息或者放松，没有办法正常工作，经常哭泣，过度担忧，更频繁地抽烟、喝酒，易出错，很难做出决策。

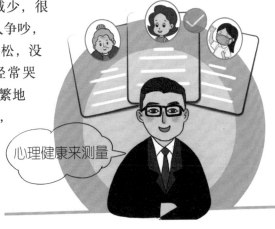

心理健康来测量

2. 身体层面

身体层面的问题主要表现为：有脾

胃问题，头疼，肩膀疼，睡眠不好，眼睛看不清东西，慢性疲劳，经常出汗或发冷，血压或者血糖上升，体重有明显变化。

③ 情绪层面

情绪层面的问题主要表现为：焦虑，恐惧，抑郁，过度担忧，否认现实。

④ 思维层面

思维层面的问题主要表现为：出现记忆问题，失去方向感，很难做决定，注意力不集中，经常出错，经常感到困扰。

⑤ 社会交往层面

社会交往层面的问题主要表现为：自我隔离，孤僻，无法享受跟别人交往的快乐。

如果你发现自己在上述五个方面的问题中同时符合两条及以上，那么你就应该重新审视自己的心理健康状况，进行自我心理健康维护了。

---

① 参见：王俊秀，新型冠状病毒肺炎疫情下的社会心态，2020-1-27，"社会心态"微信公众号。

② 参见：廖全明、苏丹、黄希庭，目前国内常用心理健康量表的回顾与反思，心理学探新，2007（04）：74-77。

第二章　疫情暴发期常见的负性情绪反应及其调节方法

　　"我是一名土生土长的武汉人，我父母的家就在华南海鲜市场对面。现在，我生活在上海，看到家乡出现这样的事情，我的心里非常着急。"

　　"我的妈妈在武汉，她已经连续好几天睡不着觉了，昨天是除夕夜，身在外地的我只能通过电话安抚她。"

　　"我的同事们都留守在医院了，他们中有的人快崩溃了。"

　　……

　　对于很多人来说，2020 年的春节注定不平常。

　　情绪是人类生活的核心。新型冠状病毒肺炎疫情发生后，身处疫情漩涡当中，人们的情绪尤其复杂。其中有期盼、感动、感恩等正性情绪，但也会有抑郁、焦虑、恐惧、恐慌、孤独感等可能会伴随消极行为的负面情绪。负性情绪的疏导不良或累积郁结，还可能导致疑病或躯体化疾病等严重的心理及生理问题。了解这些负性情绪，掌握疏导的方法，也有助于保持良好的精神状态。

第一节　抑郁情绪及其自我调节方法

一、怎样判断抑郁情绪？

　　在新冠肺炎疫情不断发酵的过程中，我们每天会接收各种负面的信息。这些负面信息可能会使人们感到心情压抑。那么我们该如何判断自己是否出现抑郁情绪呢？

常见的抑郁情绪表现如下：情绪低落，对曾经喜爱的事物缺乏快感与动机，性欲减退，食欲改变，体重过度减少或增加，睡眠问题（如早醒、入睡或维持睡眠状态困难、睡眠过多），动作或语言缓慢，缺乏精力，过度自责，思维缓慢，难以集中注意力，决策困难，自残，甚至反复出现自杀或死亡的想法。

如果疫情使你出现了上述反应，并且持续较长时间，你可以借助相关心理测验工具评估自己的抑郁水平，如贝克抑郁量表、抑郁自评量表等能够提供抑郁程度评分的抑郁量表。当分数"不理想"时，我们可以找专业的线上或线下心理咨询机构以及心理咨询师获得指导。本书附录 3 为大家提供了全国及部分省市的心理咨询热线，供大家查阅。需要注意的是，只有当分数超过常模规定的标准并结合专业临床医师的评估，个体才有可能被诊断为抑郁症患者。所以，大家不要随便给自己贴上抑郁症患者的标签。

二、怎样调节抑郁情绪？

良好的情绪在于平衡。适当的负性情绪是维持情绪平衡的必需品。但是，若负性情绪过度，就会让我们感到郁闷或者抑郁。

首先，推荐大家选择一种适合自己身体条件的运动，在室内进行有规律的训练。因为它能够在生理层面上使人快速产生积极情绪，效果最直接，成本也最低。

其次，获取来自亲人、朋友和专业机构的社会支持也是缓解抑郁情绪的关键方法。放下手机、离开电脑，与家人共度温馨时光，比如一起观影、读书、做饭、打扫房间等。当然，你还可以进行语音或视频通话，和小伙伴"云社交"。

再次，写日记、绘画等也是独处时有效的心理自助方式。通过写日记或绘画，我们可以记录和整理自己的心情，梳理自己的情绪脉络。

另外，认知重评和接纳也是当前临床心理研究者关注较多的情绪调节方法。二者分别强调换角度评价情绪事件和接纳负性情绪并做出改变。

总之，通过以上途径，我们可以将内在郁结的负性情绪释放出来，最终重新达到情绪的平衡。

除了行为上的改变，我们如何从认知上对抑郁进行控制呢？首先，抑郁的产生大多源于自动化的认知思维，在面对情绪事件时，这些自动化思维会以一种我们无法觉察的方式快速把控我们的思维与决策。这些自动化思维的例子有：

非黑即白：认为你不喜欢我就是讨厌我；

过度概括化：认为其他人都是一个样；

放大镜：看事情小题大做；

缩小镜：认为所有好消息都没用；

灾难化：认为最糟糕的事情一定会发生，或者已经发生了；

妄下定论：认为这一切都是某人或某事造成的；

应该式思维：认为自己是完美的人；

自我责备：认为凡事都是自己的错。

我们应该时刻警惕这些负面的思维模式带来的不良影响，常常提醒自己：我这么想是对的吗？我们还可以通过查找证据，分析自己对引发情绪的事件的解释是否正确，看一看引发我们情绪的究竟是事件本身还是我们的认知，从而找到合适的应对方式。具体来说，可以问自己如下几个问题：

我的想法存在问题吗？

我能否换个角度看待这个问题呢？

我究竟因为什么而不高兴？

我能如何解决这些问题？

我该如何实施解决问题的计划？

第二节 焦虑情绪及其自我调节方法

一、焦虑情绪对我们有什么影响？

从 2020 年 1 月中旬新型冠状病毒肺炎疫情被广泛报道以来，"手机电脑两手抓，心中疫情长牵挂"几乎成为每个人生活的常态。这体现了我们对疫情发展的关切，也反映了我们严重的焦虑情绪。

威胁带来的不确定感是人们焦虑的导火线。新冠肺炎疫情的新闻中时刻增长的确诊人数的数字、随时随地推送的疫情信息，都让我们不断担心未来的疫情发展与对我们生活的影响，让我们产生了新闻焦虑。新闻中的负面信息进一步加深了人们对未来的担忧，让人们更加焦虑，可能会让人们产生如下想法：

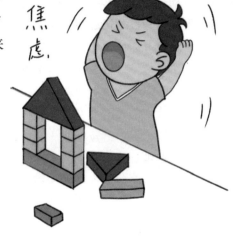

疫情会不会更加严重？

口罩不够用怎么办？

什么时候可以出门？

病毒会不会变异？

如何让家人不被感染？

心情抑郁怎么办？

我被病毒感染了怎么办？

这些想法也许会一直伴随着我们，使我们陷入一连串有关生存和生活状态的焦虑之中。如果这些想法持续、过度地困扰着你，那就意味着你需要关照自己的焦虑情绪了。

在人类社会中，焦虑是一把双刃剑。中等程度的焦虑对个体实现目标最为有益。它能够提高我们大脑的活跃性，使我们可以快速辨别环境中的威胁性信息，并做出适宜的反应。焦虑对不同难度的任务的影响也是不同的。对于简单的任务，焦虑程度略高，任务表现会更好。而对于难度较高的任务，低程度的焦虑将有助于任务表现。所以，综合来看，中等程度的焦虑对我们的生活最为有利。

过低或过高程度的焦虑都会阻碍我们的活动。焦虑程度过低，会让我们反应迟缓；焦虑程度过高，则会导致我们的大部分认知资源被卷入焦虑情绪之中，让我们不断关注负性新闻，无法自拔，从而形成不良循环，干扰我们的正常工作和生活。

那么长时间的过度焦虑会给我们的工作和生活带来哪些影响呢？

首先，在注意力层面，对危险的过度关注使我们更容易被威胁性事件吸引，开启关注负性事件的不良注意模式。新冠肺炎对大众而言是新的、具有威胁性的，它吸引大众注意力的能力是显而易见的。然而，这种对注意力的"剥夺"会占用大量的认知资源，从而导致人们记忆、思维和言语等方面表现的下降。

其次，在决策层面，持续的焦虑会让人们的决策行为更加保守或激进。尤其是在与情绪事件相关的决策方面，人们可能会出现偏激的想法或做出极端的行为，对生活和工作产生一些负面影响。

二、怎样调节自己的焦虑情绪？

如果你被过度的焦虑所困扰，难以沉下心来完成工作或正常地生活，那么我们可以进行追问式的思索："你担心或者害怕的究竟是什么？"在这一过程中，我们可以识别引发焦虑的表面信息，找寻让自己担心的深层问题。这时，我们将会发现自己最担心的是无法生存。在日常的生活中，我们的终极焦虑大都可以归结为两个字：活着。一旦发现自己焦虑的最根本原因是生存，你可能很快就会被"治愈"。面对疫情，我们可能会担心自己或家人被感染，或者被感染后得不到及时的救治。这时，我们可以告诉自己：被感染的人只是少数，大部分人仍然可以保持健康状态；即使不幸被感染，早发现、早确诊、早治疗，大部分患者是可以被治愈的；医护人员、专家学者、社区工作人员等也在各个环节守护着我们的身体健康和生命安全。

作为普通的健康个体，我们除了做好个人防护、保证良好的隔离之外,多多关注正面新闻可以显著降低我们的焦虑情绪。除此之外,我们需要做的可能就是回归正常生活,放下手机,继续之前未完成的画作、没看完的书,继续整理衣柜、学做美食,等等。

最后,还有一些小技巧可以帮助我们缓解焦虑,比如慢速呼吸、放松技术等,你可以在网络上找到相关的视频和音乐。当然,我们也可以随时通过在线心理咨询渠道进行求助。

第三节　恐惧和恐慌情绪及其自我调节方法

一、怎样判断自己的恐惧和恐慌情绪?

随着疫情的发展,病毒在威胁着我们身体健康的同时,也不断突破我们的心理防线。看着确诊人数一点点增加,疑似病例接连出现,恐怕许多人的反应只有两个字:"怕"和"慌"。"怕"是怕疫情扩大,怕自己"中招";"慌"是作为一个既非病毒专家亦非医护人员的普通人,不知道在这个时候应该做些什么。

要知道,人们对突发性风险的知觉,不仅仅取决于这一事件带来的死亡率或其发生的概率,还与对事件的不了解有关。而后者可能才是人们产生恐慌情绪的真正原因。此外,恐惧和恐慌情绪往往会催生非理性行为。比如,这次疫情中有的人神经过敏,总是怀疑自己感染了病毒,每隔半个小时就要量一次体温;有的人紧张过度,不停地洗手、消毒;有的人则不停地用手机"刷屏",时刻"追踪"与疫情有关的信息,甚至影响了正常生活。

在内外环境的作用下,因客观要求与主体应付能力的不平衡所产生的一种适应环境的紧张状态被称为恐慌,是一种心理应激反应。

这次疫情所造成的影响超出了我们的心理承受范围,因此我们不得不"做点什么"来缓解紧张的情绪,比如在疫情发生之初,各地区群众疯狂抢购口罩、酒精、护目镜等防疫用品。

二、怎样缓解恐慌的情绪?

对相关知识的了解、社会支持等是缓解恐惧和恐慌情绪的重要影响因素。

　　首先，我们要清楚，情绪是我们正常的生存防护，是我们的心理防御机制。在疫情期间，适当的紧张感与回避行为是正常的，也就是说，"怕"和"慌"都是正常现象。不用因此感到羞愧和自责，更不必强装镇定。

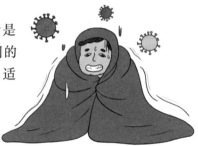

别慌别怕，相信科学相信国家

　　其次，我们要增加对新型冠状病毒肺炎的了解。所谓"知己知彼，百战不殆"，我们只有对它的预防方法、传播途径、发病特征等相关知识进行了充分了解，才能科学、有效地与病毒"做斗争"，做到既不掉以轻心，又不过分小心。但是，我们需要警惕"沉迷"于疫情信息的行为。就目前的经验来看，疫情的发展具有其自身规律，它下降的拐点并不会因为你每时每刻刷新信息就提前出现。信息"过载"有可能损害我们的心理健康。随着网络的发展和各种自媒体的兴起，我们每天都处于信息"轰炸"当中，一条条新闻背后的一个个活生生的个体，以及他们身上发生的鲜活的故事，带给我们的主观心理感受是极其强烈的，可能会导致我们的情绪在较短时间内起伏过大，难以抽离，甚至影响正常生活。因此，合理安排上网时间、筛选信息的获取渠道、适当地少听少看，是非常必要的。

　　总而言之，对我们每个人来说，做好自己能做的是当前最好的选择，包括保证正常的生活作息、保持人际的"云沟通"、减少面对面的互动等。

　　第三，如果你已经复工，请在外出时注意防护，和他人保持距离，在家办公也要保证充分的休息。如果你还"宅"在家里，请珍惜和家人相处的时间——非常时期，家人的关爱是重要的心理支持；如果家中只有你一个人，那么恭喜你，终于有机会把平时没空看的电影、书或者电视剧统统看起来了；同时，你要保持与外界的联系，时刻注意自己的情绪变化，主动调节消极情绪，保持良好的心态，如有不适，应及时寻求朋友、家人或专业机构的帮助。

第四，适当的运动必不可少。运动在使我们增强自身免疫力的同时，还可以促使我们的大脑合成多巴胺，帮我们缓解压力、调节情绪。健康的身体是对抗病毒最强大的武器。

最后，我们应增加对事物的控制感。面对恐惧和恐慌情绪，我们可以主动出击，例如帮助他人、参与疫情防控的知识宣传工作等。通过做一些有意义的事情，获得积极的反馈，恢复对生活的控制感，从而减少情绪问题带来的影响。

第四节　孤独感及其自我调节方法

疫情期间，每个人都尽量待在家中不敢外出，感觉就像生活在一座孤岛。你们每天都在做什么呢？是不是吃饭、睡觉、看剧、打游戏，或者一觉睡到中午然后起来"刷"抖音？你是不是在期待回去上班了？

"我感到孤独，我觉得自己脱离了社会。"这应该是疫情期间很多人的感受吧！

一、我们为何会产生孤独感？

疫情暴发以来，国家和地方政府均呼吁或要求人们尽量减少出行，待在家中。同时，多地的庙会、演唱会、演出等活动陆续取消，很多商场、游乐园、公园、博物馆也决定歇业或关闭。这些变化使我们的日常人际交流活动受到了极大的冲击，再加上正逢春节假期，本应热热闹闹的大街小巷都变得空空荡荡。原本计划好的家庭团聚、朋友聚会也因为这场疫情而被迫取消。特别是对于在武汉或湖北其他城市工作、居住的年轻人来说，因为"封城"，他们中的很多人连在春节期间与亲人和朋友见上一面都成了奢望。此外，还有新型冠状病毒肺炎患者、疑似病人及被隔离观察的人，都因为这场疫情而无法与他人正常交往。在这些变化的影响下，很多人会产生孤独感。

孤独感是指当个人需要他人却由于某种原因得不到令人满意的

人际关系时，自己的期望与现实之间产生差异而引起的一种主观心理感受和消极情绪体验。它有三个特征：

第一，孤独感源自人际关系缺乏或社交障碍，只有在人际关系中才会产生。此次疫情无论是对大多数未感染的人，还是对患者、隔离者或医护人员来说，都产生了人际交往上的影响，破坏了他们正常的社交行为。

第二，孤独感是一种主观体验或心理感受，而非客观的社交孤立状态。孤独感并不是因为独处而产生的。我们在独处时，如果仍保有正常的社交关系，便不会产生孤独感。在疫情中，特别是那些住在重症监护室（ICU）中的病人，虽然身边围绕着很多医生和护士，但因缺乏正常的人际交往，他们可能仍然会产生深深的孤独感。

第三，孤独感是令人不愉快的，甚至是痛苦的体验。许多研究表明，孤独感往往伴随着多种消极的情绪体验，如焦虑、沮丧、无助、烦躁、寂寞、自卑、绝望等。

由疫情产生的孤独感对患病人群和健康人群都会产生巨大的身心危害。其中最重要的一点是，孤独感会影响人们的睡眠。睡眠与我们的免疫系统之间存在着密切的关联，睡眠质量差和睡眠时间减少都会削弱我们免疫系统的功能。对于患者而言，如果睡眠质量下降，可能会导致治疗效果变差；对于健康的个体而言，睡眠质量下降，可能会导致免疫力下降。

二、怎样调节孤独感？

在疫情期间，我们更应该避免孤独感的产生。我们可以尝试以下方法：

第一，宣泄、疏导自己的孤独感。我们可以利用或创造一定的情境，把心中的无助、郁闷、苦恼发泄出来，以此

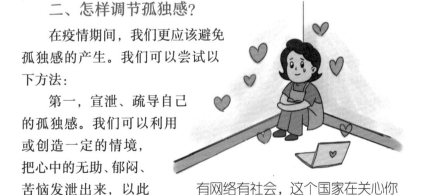

有网络有社会，这个国家在关心你

减轻孤独感的负性作用。具体的方法有很多，例如谈话、写日记、画画等。因此，当我们感到孤独时，虽然因为疫情的影响，可能不能与家人或朋友见面，但是可以通过网络和他们进行视频通话，多和他们进行沟通交流能有效帮助我们缓解孤独感。此外，我们还可以选择记日记或画画的方式，记录、抒发自己的情感，这样也可以缓解孤独感。

第二，坚持体育运动。有研究表明，运动能使人们产生愉悦的感觉，从而使人忘记烦恼，摆脱焦虑、抑郁等不良情绪，减少孤独感。适当的体育运动有助于提高身体素质，增强免疫力，减少患病的可能性。但是，由于疫情期间的特殊情况，我们可能很难在室外进行体育锻炼，那么我们可以选择在室内就可以进行的运动项目，如太极拳、健身操、舞蹈等。

第三，保持健康的生活方式和节奏。健康的生活方式对我们的身体和心理都会产生积极的影响，可以缓解人们的孤独感。因此，不妨试试合理安排作息时间，每天坚持做到有规律地生活，有效率地工作、学习、锻炼、休息；与此同时，应加强营养与保健，保持健康。虽然为了降低感染的风险，我们可能长时间不出门，但是也应该尽量使自己的形象看起来较为整洁——如果镜子里的自己总是蓬头垢面，久而久之就容易出现自卑心理，不愿与他人交往，也更容易产生孤独感。尤其不要因为现在宅在家中，可以熬夜"追剧"，就打乱自己的生活节奏——混乱的生活节奏也会让人产生孤独感。

第四，尝试放松。悦耳的音乐可以改善我们的神经系统、内分泌系统和消化系统的功能，还能提高大脑皮层的兴奋性，可以减少疫情所造成的负性情绪，帮助人们转移注意力，从而减少孤独感。因此，当我们体验到孤独感时，可以选择聆听轻松、愉悦的音乐，音量不要过大，将注意力集中到音乐上，尽可能放松，以缓解和消除孤独感。

第五节 其他负性情绪及其危害和自我调节方法

一、我们还有哪些负性情绪?

除由新型冠状病毒肺炎疫情所引起的抑郁、焦虑、恐惧和孤独等负性情绪以外,在人们的情绪体验中,还有悲伤、内疚、羞愧等负性情绪。尽管这些负性情绪并不是人们在这一次疫情中所体验到的最主要的情绪,但也或多或少地影响着人们的心理健康。

首先,不良情绪会影响人们的认知过程。此次疫情的暴发无疑使每个人的心头都笼罩了一层阴霾。对于疫情发展形势的焦虑,由于无法帮助处于水深火热中的前线医护人员和患者而产生的无助感,以及面对未知的疾病和可能发生的死亡而产生的恐惧,已经在不知不觉间改变了我们认识这个世界的方式,使我们的认识的范围缩小。在这种情况下,人们既无法对输入的信息进行理智的分析,又不能较好地控制自己的情绪,结果便是焦虑和恐惧情绪被进一步放大,形成恶性循环。此外,焦虑、恐惧和抑郁等情绪往往使人不容易将注意力集中到自己应该做的事情上,从而影响正常的学习、工作和生活。

其次,不良情绪会通过情绪感染进一步扩散。情绪感染是指个体在日常交往过程中自动模仿和同步他人的表情、声音、姿势和动作,使自己与他人的情绪聚合并统一的一种行为倾向性,是一个自动化、无意识的情绪传递过程。在疫情暴发初期,可能只有小部分人出现了明显的焦虑和恐惧,然而由于现代社会信息传播极为迅速,这些不良情绪很快便被其他个体捕捉和解码,并做出相应的反馈,于是更多的焦虑、抑郁、恐慌情绪便通过情绪感染的过程在更广泛的群体中蔓延开来,甚至进一步积聚、升级。这对于开展疫情防控工作和维护整个社会的稳定都是极其不利的。

最后,不良情绪会影响人们的意志行为过程。随着疫情的发展变化,关于如何做好个人防护的方式方法的相关信息很快进入了大众的视野,这也为人们缓解疫情焦虑提供了新的宣泄点。人们通过合理地改变自己的行为模式，既减少了自己的恐慌情绪，又降低了自己及周围人的感染风险。然而，出于缓解不良情绪的行为改变并非都有利于我们的健康且符合社会规范。例如，有些原本就有洁癖的人每天强迫性地洗手，造成手部皮肤受损；有些人则采取过量吸烟、饮酒等方式来逃避疫情带来的恐慌，严重者甚至可能演变成物质滥用；还有许多人，由于了解到口罩能有效阻断病毒传播而哄抢、囤积口罩，不仅造成防护物资短缺，也破坏了市场秩序。

焦虑、抑郁、恐慌等不良情绪虽然对于个体身心健康和社会功能的损害程度相对较轻，但是如果个体未能及时意识到自身的情绪状态出现了问题并采取一定的措施加以干预，而是放任其发展，它们将极有可能发展为更严重的心理问题，比如创伤后应激障碍、替代性创伤等。

综上，我们可以看到伴随新冠肺炎疫情暴发而产生的焦虑、抑郁和恐慌等情绪，影响强烈而广泛。在关注疫情发展态势与落实疫情防控工作的同时，我们更应该关注人们的心理状态。在社会各个角落蔓延的不良情绪几乎在每个人的心里埋下了隐患，如果我们不能加以重视、及时应对，那么由此引发的二次伤害随时都有可能暴发。毕竟，从更为广泛的精神层面来讲，每个人都是这场灾难的受害者。

二、我们应该怎样进行自我调节？

首先，从原则上来说，我们应该有正确的认知观念：疫情并不可怕，可怕的是我们不能很好地应对和防护。我们应该充分信任党和国家，相信我们一定能控制住疫情，"中国能赢"。这个"赢"不仅需要医护工作者和科学家的努力，也需要我们每个人的信心和安全防护的意识。良好的认知观念是我们战胜不良负性情绪的重要前提。

其次，学习如何面对和调节这些负性情绪体验。正如我们在前面所谈到的，负性情绪本质上是人生的必需品，只要情绪反应不过度，那么它就是人生的常态，如果负性情绪反应过度了，我们就应该尝试用运动等方式来调节自己的状态。

最后，当负性情绪已经发展为比较严重的心理问题时，我们要向专业人士寻求帮助。在适当的时候寻求别人的帮助是自我调节的重要手段。

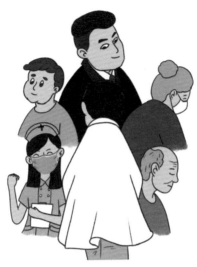

相信中国能赢，相信我们自己

第三章　疫情中严重和极端的心理问题

在疫情的发展过程中，人们每天都能看到确诊病例和死亡病例的数字持续增长，这会带来较为长期的负性情绪，可能会使一些人出现较为严重的心理问题，甚至出现极端的心理问题，比如"创伤后应激障碍"和"替代性创伤"。此类心理问题难以通过常规的心理疏导方法进行调节，需要专业的心理治疗和危机干预。

"创伤后应激障碍"和"替代性创伤"容易出现在奋战在"抗疫"一线的医护人员、志愿者、救援官兵、确诊和疑似病患及其家属这些群体中，主要的原因可能是巨大的工作压力和心理压力，过度共情或感同身受，对疾病的过度紧张和担心，在频繁求诊过程中积累了过多的负面情绪，家人因为新冠肺炎去世，对当前的治疗缺乏信心，本人的心理抗压能力较弱，缺少朋友和家人的支持，性格比较执拗和消极，等等。

以与新冠肺炎疫情类似的"非典"疫情为例，2003 年，在"非典"疫情结束三个月后开展的一项全国调查表明，在接受调查的感染者中，30.7% 的人符合创伤后应激障碍的诊断标准。另一项在山西省进行的研究发现，在"非典"疫情结束两个月后，有 55.1% 的感染者或疑似感染者出现创伤后应激障碍症状，31.18% 的疫区群众和 25.8% 的一线医务人员出现创伤后应激障碍症状，且女性比男性更容易发展出创伤后应激障碍的症状。相关调查显示，在医护人员感染率较高的医院，一线人员的心态十分糟糕，主要是焦虑情绪与抑郁情绪长时间得不到释放所致；由于疫情发生时媒体普及的科学防护知识不够，许多谣言在社会上流传，使一部分普通民众陷入高度恐慌之中，出现神经过敏的表现，如，不敢出门、千方百计地寻找偏方、吃补药，有的人则出现了长期心慌、失眠、坐立不安等反应。

第一节 应激反应及心理创伤的自我调节

一、什么是应激反应？

各种紧张性刺激物（应激源）都可能引发人们非特异性的反应。这次疫情突然暴发就是典型的应激源，自然会诱发人们强烈的反应。这些反应主要表现为生理反应和心理反应。生理反应表现为交感神经兴奋、垂体和肾上腺皮质激素分泌增多、血糖升高、血压上升、心率加快和呼吸加速等；心理反应则包括情绪反应与自我防御反应、应对反应等。应激反应是人们根据自身特征对外界事件进行评价以后的结果，与个人的经验、认知能力、资源等有关。

比如，这次新冠肺炎疫情会引发人们很强的生理和心理反应，但是对于经历过"非典"事件的人们来说，在面对新冠肺炎疫情时的心理反应可能会比较从容。

二、创伤后应激障碍及其自我调节

1. 什么是创伤后应激障碍？

创伤后应激障碍（Post-Traumatic Stress Disorder，PTSD）是指个体经历或目睹一个或多个涉及自身或他人的实际死亡，或躯体完整性、生命受到威胁或者严重受伤后，所导致的个体延迟出现和持续存在的心理障碍。

从一定程度上来说，大多数人都在生活中经历过某种创伤性事件，也许是意料之外的自然灾害，也许是亲人的突然离世，也许是失恋、失业，等等，这些突发的伤害性事件都可以被称为"创伤性"事件。比如，这次新冠肺炎疫情对很多人来说就是一次创伤性事件。幸运的是，大多数人由创伤性事件所引发的症状会随着事件的结束而自然消退，但是对另一些人来说，这些症状会持续存在，有时哪怕生活中一些微小的声音或画面都有可能唤起他们对创伤性事件的记忆，将他们带到焦虑、恐惧的情绪之中。

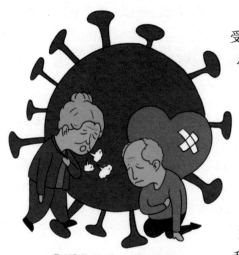

我呼吸困难，我心跳加速

疫情期间，我们每天都会受到疫情的最新进展等诸多消息的冲击，在这铺天盖地的消息面前，大多数人心中或多或少会产生"微妙的变化"，无论是身处"抗疫"一线的医生，还是正在被救治的患者，或是牵挂着他们的家属，都有可能产生创伤后应激障碍。离疫情现场最近的医护人员、患者和患者家属更是创伤后应激障碍的高危群体，他们每天都有可能目睹、经历自己的同事、自己亲手参与救治的患者或自己的亲友因病入院，甚至因病离世。在疫情中，如何及时做好严重心理问题的心理调整和心理咨询工作，也许是当前我们所面临的重要问题。

2. 创伤后应激障碍有哪些症状？

创伤后应激障碍的症状主要被分为四大类：

（1）创伤性事件的再体验

创伤后应激障碍最典型的特征就是在经历创伤性事件之后，个体通常会以各种各样的形式发生对创伤性事件闯入性的"重复体验"。在这个过程中，个体仿佛重新将自己置身于创伤性事件的情境之中，并随之产生创伤性事件发生时所伴有的各种情感。

例如，在疫情中痊愈的患者、奋战在"抗疫"一线的医护人员都可能在睡梦中反复回放自己在患病或救治过程中所经历的一系列创伤性事件，让自己一遍遍重新体验在与疫情相关的创伤性情境下的恐惧和痛苦等感受。

（2）回避创伤性事件的相关情境

这主要指在疫情中遭遇创伤性事件后，个体对与创伤性事件有关的事物采取持续性的回避态度，即个体可能会自发地拒绝回忆在疫情中发生的创伤性事件的内容，拒绝参与疫情中发生的创伤性事件相关的活动，就像我们常说的"一朝被蛇咬，十年怕井绳"。

患有创伤后应激障碍的个体在接触与创伤性事件有关的事物时会产生一种条件反射，比如，被治愈的患者或其家属对医院或医护人员可能会产生恐惧感，他们可能会在疫情结束后看到口罩就"睹物生情"，产生自发的回避性行为。

（3）认知和情绪层面的消极改变

认知和情绪层面的消极改变指的是在疫情中经历创伤性事件后，个体对与创伤性事件有关的认知和情绪产生了消极的改变，即我们通常所说的"否认"、"情感麻痹"或"情感痛苦"等现象。

比如，在疫情结束后，患者即使被治愈了，却仍然持有悲观、消极的情绪或对与疫情有关的事物过度恐惧，以及对曾经喜欢的事情失去兴趣，不愿与人交谈等；因为疫情失去亲人的个体可能会否认亲人过世这一事实，或者会过度自责，认为自己没有照顾好亲人；医生可能会因没能治愈的患者而过度自责，难以重新面对工作。这些认知和情绪上的消极变化，会给人们在疫情后的生活和工作带来长期的不利影响。

（4）警觉性增高

在疫情中经历过创伤性事件（如创伤性抢救、亲人离世）的个体，可能会如同惊弓之鸟，在认知上过度警惕。

比如，已康复的患者对新确诊病例的更新信息保持高度警惕，或者对该病毒可能产生的新型传播途径表现出高度敏感。在高度警惕时，个体通常会伴随身体机能的高度唤醒，如紧张、焦虑、易怒、产生睡眠障碍等。

如果你担心自己已经患上了"创伤后应激障碍"，你可以填写下面这个《创伤后应激障碍检测表（民用版）》（The PTSD Cheeklist-Civilian Version，PCL-C）。该检测表的信度和效度已被大量研究证明。

PCL-C 共 17 题，每题均为 5 级评分（1 分代表"从来没有"，5 分代表"几乎总是"），总分范围在 17～85 分之间。

1= 没有什么反应   2= 轻度反应   3= 中度反应   4= 重度反应   5= 极重度反应

条 目	评	分			
1. 即使没有什么事情提醒您，也会想起这件令人痛苦的事，或在脑海里出现有关画面。	1	2	3	4	5
2. 经常做有关此事的噩梦。	1	2	3	4	5
3. 突然感觉到痛苦的事情好像再次发生了一样（好像再次经历过一次）。	1	2	3	4	5
4. 想起此事，内心就非常痛苦。	1	2	3	4	5
5. 想起这件事情，就出现身体反应，如手心出汗、呼吸急促、心跳加快、口干、胃痉挛、肌肉紧张等。	1	2	3	4	5
6. 努力地回避会使您想起此事的感觉或想法。	1	2	3	4	5
7. 努力地回避会使您想起此事的活动、谈话、地点或人物。	1	2	3	4	5
8. 忘记了此事中的重要部分。	1	2	3	4	5
9. 对生活中的一些重要活动，如工作、业余爱好、运动或社交活动等，失去兴趣。	1	2	3	4	5
10. 感觉和周围的人隔离开来了。	1	2	3	4	5
11. 感觉情感变得麻木了（例如，感觉不到亲切、爱恋、快乐等感觉，或哭不出来）。	1	2	3	4	5
12. 对将来没有远大的设想（例如，对职业、婚姻或儿女没有期望，希望生命早日结束）。	1	2	3	4	5
13. 难以入睡，或睡眠很浅。	1	2	3	4	5
14. 容易被激怒或因为一点小事就大发雷霆。	1	2	3	4	5
15. 很难集中注意力。	1	2	3	4	5
16. 变得很警觉或觉得没有安全感（例如，经常巡视你的周围，检查异常声音，检查门窗）。	1	2	3	4	5
17. 容易被突然的声音或动作吓得心惊肉跳。	1	2	3	4	5

如果你的得分在 17 ~ 37 分之间，那么你可能"无明显 PTSD 症状"；如果你的得分在 38 ~ 49 分之间，那么你可能"有一定程度的 PTSD 症状"；如果你的得分在 50 ~ 85 分之间，那么你"有较明显的 PTSD 症状，可能被诊断为 PTSD"。该测验表的结果仅供参考，不具有专业诊断价值。

在疫情没有彻底结束时，如果你发现自己有上述症状，也不要过分担心，在重大事件发生过程中产生一些应激性的反应是我们的自我保护机制，你可以适当地通过一些活动（如听音乐、向家人和好友倾诉、适当运动）来使自己放松。同时，你可以寻求专业心理咨询师的帮助。

3. 怎样进行创伤后应激障碍的自我调节？

创伤后应激障碍有时可能是不可抗力造成的，但它是可以被治愈的。在疫情中，我们可以从以下几个方面入手，去预防或缓解可能出现的创伤后应激障碍症状。

（1）学会照顾自己

调整自己的生活作息，保持生活的稳定性。在疫情暴发的这个危急关头，我们必须先稳住自己的阵脚，让自己的生活作息规律起来，这是对抗疾病、预防和缓解创伤后应激障碍的一个不可或缺的条件。调整好自己的身体状态也是"心理防疫"的重中之重。

（2）正确认识创伤性事件

在疫情当中，任何创伤性事件都有可能发生，可能是亲友的不幸离世，可能是医护人员没能成功救治自己的病人。我们必须知道：我们没办法改变过去已经发生的事，但是我们可以选择正视我们曾经或现在经历的创伤性事件。无论是面对疫情还是面对曾经的创伤性事件，我们都要向前看，以一种积极的心态去拥抱未来。

（3）与负性情绪和平共处

在经历创伤性事件后，我们难免会受到负性情绪的困扰，但是我们并非对负性情绪无能为力，我们可以试着去消化它，与它和平共处。无论是居家隔离还是在医院隔离，在负性情绪侵袭你的时候，你都可以这么做。

首先，在平时的生活中，找到几件自己感兴趣的、令自己感到愉悦的事，也许是和孩子玩亲子游戏，也许是追一部电视剧，也许是画画，也许是唱歌……把它们列在一个清单上，然后试着完成它们。这可以有效减轻创伤性事件带来的情绪压力。其次，你可以多运动——选择一些可以在家进行的运动。运动的好处是可以有效地缓解情绪压力，让你尽快地调整心态。最后，你可以尽可能多地尝试与亲友沟通，如果你不想这样做，也可以试着与自己对话。向他人倾诉或者把你想说的东西写下来，不要把负性情绪闷在心里，面对它、宣泄它会是更好的解决办法。

（4）必要时及时寻求专业的心理帮助

当你遭遇创伤性事件或患上创伤后应激障碍后，发现已不堪其扰时，请尽快联系当地卫生健康部门，寻求专业的心理服务，以保障自己在面对疫情时的心理健康。国家已于 2020 年 2 月 2 日发布了《关于设立应对疫情心理援助热线的通知》一文，各地也正在建设 24 小时疫情心理救助热线，供大家使用。同时，许多高校也开通了免费的线上心理咨询服务。在心理压力过大时及时寻求专业的心理帮助，对于我们来说是一个更为有效的办法。

三、替代性创伤及其自我调节

1. 什么是替代性创伤？

替代性创伤（vicarious traumatization）简称 VT，一般是指专业心理治疗者因长期接触患者，受到咨 - 访关系的互动影响，而出现了类似病症的现象，即治疗者本人的心理也受到了创伤。后来，这一概念也被延伸到普通人身上，指普通人因为看到或听到他人的创伤经历而体验到大量负性情绪后导致的心理创伤。从根本上

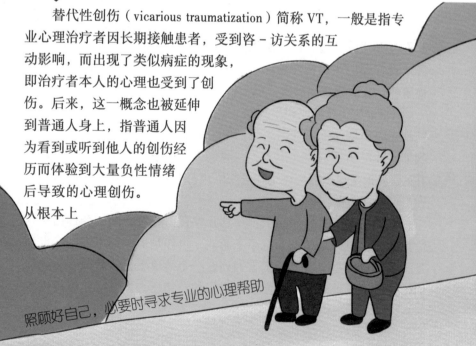

照顾好自己，必要时寻求专业的心理帮助

说，这种心理创伤来源于人们对他人的同情和共情，当这种情绪过度时，便使自己的身心受到困扰，出现了心理障碍。

在本次新冠肺炎疫情中，替代性创伤的高发人群理论上应为身处在抗击疫情一线的医护人员、志愿者等，但由于本次疫情形势严峻，在举国上下团结一心、共同抵抗疾病的情况下，任何一条与疫情相关的消息都拨动着上亿人的心弦，因此普通百姓实际上也成了替代性创伤的潜在"易感"人群。比如人们为网络上的感人故事而流泪，因医护资源短缺而长叹，甚至在生理上和心理上出现不适感，这些都是替代性创伤的具体表现。

本次疫情具有持续时间长的特点，奋战在疫情的一线工作者们（医生、护士、志愿者等）由于持续暴露于创伤性环境之中，更容易出现替代性创伤。他们为患者抢时间，强烈感受到病人渴求救援、害怕死亡的心理，当对患者的遭遇产生同理心时，他们容易产生注意力不集中、睡眠不安、体能下降和疲乏等症状，甚至产生麻木感和倦怠感，影响日常生活与工作。这种影响如果长期持续，就可能发展为替代性创伤，例如医护人员在休息间隙嚎啕大哭、接受采访时哽咽不已等，都可能是替代性创伤的体现。他们在救助患者的过程中承受着巨大的压力，但因救护工作的持续性，他们的情绪很容易被遮蔽起来，如果碰到患者离世或亲人来看望自己等容易触动情绪的情况，就可能会情绪崩溃。他们更需要我们的关注和支持。

此外，普通人也会出现替代性创伤。在疫情期间，"无时无刻不在看各种信息，甚至主动去搜集信息，完全停不下来"是很多人的心理状态。在信息时代，人人都被包围在各种各样的信息之中，这些信息让人们感觉自己时刻在一线，会出现"总担心自己生病""老觉得自己的症状跟新冠肺炎很像"这样的心理状态。很多人甚至涌入医院的发热门诊，要求医生给自己做检查，在医疗资源本已紧张的情况下，这也为医护人员带来了压力。

💜 2. 怎样识别与诊断替代性创伤？

替代性创伤的主要表现为行为和心理层面的异常，如易怒、产生睡眠障碍、注意力不集中、对自己所经历的事情感到恐惧不安、易产生人际冲突等。

当人们长期被与疫情相关的负面信息淹没，产生替代性创伤反应后，他们看待世界的目光可能将会悄然发生变化。在他们眼中，世界的色彩饱和度渐渐减退，变得灰暗。他们可能会过度警觉、焦虑，对未来过度担忧，缺乏安全感，缺少勇气和信心，自我怀疑；他们还可能会过度自省，认为自己应该背负某些本不应背负的责任……这些都会给他们的工作、学习、生活和社会交往带来不利影响。

在这场持续的疫情中，不少人由于替代性创伤反应，处于高度的警觉、焦虑状态，这种状态限制了人们的理性思维，会造成灾难性的后果。例如，网上谣传"猫狗会感染病毒"，于是不少人当天就把自己养的宠物摔死；在一些地区，人们采取极端粗暴的方式来封村、封路——如用大石头、土堆、树枝堵路，甚至用挖掘机把路挖断——这直接导致有些地方的救护车在开到路口时需要下车先清理堆积的杂物，延误了救助的时机。

3. **如何进行替代性创伤的自我调节？**

对于应对替代性创伤，我们有三个基本原则：觉察、平衡和联系。

（1）觉察

对于大部分非一线人员的普通大众来说，在疫情期间产生的替代性创伤在很大程度上是由信息过载造成的心理压力超负荷所导致的。在疫情危机发生之际，相信正规途径的官方报道和科学数据，不信谣、不传谣，也可以有效保护自己，使自己免受"替代性创

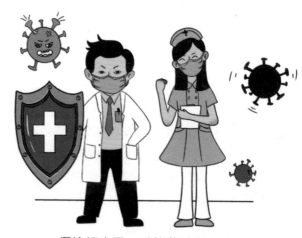

保护好自己，才能救助更多人

伤"的侵袭。

（2）平衡

这是指在日常生活及对疫情和他人的关心中寻找适当的平衡点。一方面，我们应该从官方渠道获取信息，不过分关注网络上未经证实的新闻和故事，减少不必要的负性情绪；另一方面，在空闲时间，我们可以进行一些能让自己全心投入的活动（如看书、做菜等），以此来提升自己对生活的感知力和幸福感。对于专业工作者（如医务人员、心理咨询师等）来说，可以学习和掌握一些自我调节的方法，例如"安全岛""保险箱"（在网络上可以查到）等，跟随录音来调节和平衡自己的状态。

（3）联系

在疫情期间，提倡减少外出，但是也要与他人和外在世界保持良好的联系。充分的社会支持是替代性创伤的保护性因素。积极主动地与家人、朋友、同事诉说、交流自己的情绪和困惑可以改善由暴露于他人创伤中而引起的负性情绪。医院、心理工作室等单位也可以组织医务人员、心理咨询师等专业工作者进行团体分享活动，通过在团体内分享和交流感受，让专业工作者感受到组织的积极力量。这有助于专业工作者保持良好的身心状态，也有利于提高他们的工作效率，促进工作的良好运行。

第二节　极端心理问题的自我调节

在新冠肺炎疫情中，面对新冠病毒传播广、潜伏期长、病毒感染途径多、症状多样化等特征，人们难免会出现或多或少的负性情绪。如果不及时调整，将负性情绪转移、发泄，而是自我封闭、压抑隐忍，那么人们就会心理失衡，甚至产生极端心理问题。这会给个体和社会带来严重危害。

随着疫情的发展变化，这些极端的心理问题同样值得关注。

媒体曾报道过多次疫情期间患者或患者家属在医院的恶意行为。这些行为体现了他们在面对病毒感染时，心理的脆弱、恐慌。在疫情中，有人未戴口罩进超市，遭到阻拦后，竟殴打超市员工；还有人未带证件进入社区，遭到阻拦后，竟将保安人员割伤。也有患者在确诊后出现明显的悲观、厌世情绪，甚至出现自杀行为。例如，一个年轻男子经 CT 检查发现肺部出现部分病变，需进一步诊断，但在他隔离的第二天就被发现坠楼身亡。

恶意伤害他人，于理于法都是错误的，应该受到惩罚；而自杀是对生命的不尊重，是对个人和他人的不负责。从心理学角度来说，伤人或自杀都是采取极端方式宣泄情绪的行为，是无法逃避内心痛苦的表现。攻击理论认为，人在遇到挫折后会产生消极的情绪，挫折的积累会导致消极情绪的积累，当消极情绪积累到自我能够控制的上限时，个体就会出现侵犯和攻击性行为。挫折越大，攻击的强度越大。无力面对新冠肺炎就是一种挫折，因此一些性格偏激的人由于处于负性情绪中不能释怀而出现了极端心理问题，并导致自杀和恶意伤害他人等极端行为。

一、自杀

如果出现自杀或自伤的意念，请及时联系你信任的人，比如你的家人、朋友，与他们谈谈自身的感受，向他们倾诉自身的负性情绪，获取一定的支持；或是采用一些能够放松自我的方式，如深呼吸等，从而暂缓自己的自杀或自伤意念。如果发现自己自杀或自伤意念过于强烈，自己试图调节和缓解而无效的，请立刻拨打当地心理援助热线（见本书附录3）。

如果你看到身边人产生了自杀或自伤意念，请尽量先去倾听，了解他现在的情绪状况，并给予其一定的安抚和支持，为他提供当地心理援助热线以及自己所了解的其他专业心理救助途径和资源，联系他的亲人并告知相关情况。如果情况紧迫，可能会造成其人身危险，请尽力安抚对方的情绪，并立刻拨打电话寻求当地执法部门的帮助。

二、伤害他人

疫情暴发导致一些人产生了一种狂热的伤害他人的极端心理，通常表现为故意瞒报病情，恶意传播疾病，以及恶性伤医等行为。

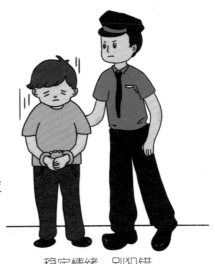

面对这些具有极端心理问题、妄图伤害他人的人，我们应该在保证自身安全的前提下制止对方，或是直接拨打当地执法部门的电话寻求帮助，以避免恶性事件的发生。

稳定情绪，别犯错

三、极端心理问题的自我调节

1. 调整心态，正确看待

在面对疾病突如其来的冲击时，我们应该保持冷静，避免被自身的处境和外界的信息所控制，不要将自己淹没在负面信息和负性情绪之中。可以找一些自己喜欢的事去做，还可以做一些简单的运动，转移注意力。我们要对自己的国家，对科研工作者和医护人员有信心，相信我们可以渡过这次难关。

同时，大家应该认识到，我们需要共同面对的敌人是疫情，是病毒，而不是手足同胞和抗击疫情的战士——医护人员。在任何情况下，伤害自己和伤害他人都不是抗击疫情的正确方式，而是触犯法律和轻视生命的危害性行为。

2. 及时倾诉，获取支持

当你的负性情绪开始蔓延时，你需要及时找身边值得信任的人进行倾诉，从他们那里获取一定的心理支持，减轻自身的心理压力。在居家隔离期间，你可以及时与线上的心理工作者进行沟通，避免负性情绪和极端信念的进一步发展。

3. **寻求专业帮助**

无论是觉察到自己有明显的消极想法还是伤害他人的冲动，你都可以寻求专业的心理援助——目前，国内大多数省份都设置了免费的心理危机干预和心理援助热线，请及时拨打，根据专业建议逐步调整自己；必要时请结合专业的心理治疗，帮助自己调整心态，摆脱极端心理问题的困扰。

第四章　疫情中的社会心理问题及其心理调节

　　在这场疫情战中，没有任何一个人能够独善其身。在整个社会中，没有一个人是孤岛，每个人都属于不同的群体，每个人都需要得到各种社会支持。社会支持系统是个体以外有助于缓解压力或减轻个体心理紧张状态的各种资源。社会支持系统对于维护个体的心理健康具有重要的意义。及时的社会支持，犹如雪中送炭，能够抵消压力造成的不良影响，甚至可以挽救一个人的生命。

　　我们也可以看到这次的疫情带来的社会心理问题，最典型的就是武汉刚刚封城以后，全国各地民众因为恐慌而对离开武汉的"武汉人"表现出的疏离、拒绝等，甚至将"鄂"字车牌的汽车拒之"村"外。

第一节　疾病的污名化及其心理调节原则

一、疾病的污名化的主要原因

　　产生疾病的污名化的主要原因有：

　　第一，疾病的致死率高，传染性强，不易治疗。

　　第二，某些人不了解疾病的相关知识。

　　第三，某些人具有道德优越感。

　　在这次新冠肺炎疫情中，网上存在非常多的污名化行为，比如咒骂某个地区的人、贬低甚至歧视

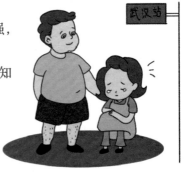

我们都是中国人，是一家人。

患者。权威部门确认新型冠状病毒可以人传人之后，这些行为才有所改变。

二、疾病的污名化的危害

疾病的污名化会导致患者承受巨大的心理压力。疾病的污名化程度越高，患者的心理压力就越大。关于艾滋病污名的研究表明，污名带来的伤害，不亚于疾病本身对患者造成的伤害。尽管这次疫情还在持续，但是疫情早期带给武汉人的污名的危害是非常大的。

疾病的污名化的危害主要体现在以下几方面：

1. 给相关个体带来直接的心理痛苦

被污名化的群体成员会遭受歧视与排斥。本次疫情暴发后，武汉人及从武汉出发的返乡者的身份信息遭泄露，被车辆拒载，被酒店拒绝接待，被嘲讽、呵斥等，均是受"污名"所累。大量心理学研究表明，在个体遭到社会排斥后，他的自尊、归属感、控制感和意义感都会受到损害，他会体验到与生理疼痛相类似的社会疼痛。个体会感到自己被他人、被社会所抛弃，无法体会到他人的关爱和温暖，会感到失去对自己、对世界的掌控感，感到自己没有存在的意义和价值，同时伴随大量负面情绪，如愤怒、悲伤、羞耻等。

由于害怕面对因疾病而引发的污名，个体可能会不愿意公开自己的病情或接触史，或拒绝求医和接受治疗。这些行为会进一步导致个体病情恶化，还可能会导致病毒的进一步传播。此外，在遭到社会排斥之后，个体为了满足受损的自尊、归属感等基本心理需求，会想方设法地修复受损的人际关系。如果这种努力得不到回应或者继续受到排斥，那么个体就可能出现攻击行为。这种攻击行为可能不只针对排斥自己的人，还会针对无辜的第三者。

2. 降低被污名个体的幸福感

除了实际污名（即被污名者遭受公开的歧视、排斥）以外，感知污名也会给被污名化的个体带来心理痛苦。感知污名是指担心被侮辱或被拒绝，即个体在没有受到实际的污名或歧视时对可能被污名的担心。

遭受感知污名痛苦的患者通常会隐瞒自己的病情，而在这一避免暴露的过程中，他们承受了巨大的心理压力。此外，被污名化的群体成员还可能会承受自我污名，即认知到公众对自己的污名后，认同和内化相关的信念、态度或行为。已有心理学研究表明，自我污名对心理幸福感有明显的负面影响，还会降低个体知觉到的社会支持程度，这会进一步增加他们的心理痛苦。

3. 有损被污名个体的社会关系

与疾病有关的污名不仅会对患者造成影响，还会伤害患者的家庭和亲友。有关艾滋病污名的研究发现，污名不仅会影响家庭的"面子"，使整个家庭的社交圈变小，也可能影响家庭成员间的和睦关系，甚至导致家庭破裂。

三、面对疾病污名化的心理调节原则

疾病的污名化对人造成的心理伤害并不亚于疾病对人造成的身体伤害。除个别贩卖、食用野生动物的人外，绝大多数在武汉工作、生活的人是本次疫情的无辜受害者。疫情暴发前离开武汉的大学生和返乡过年的务工人员并不知晓疫情的具体情况，他们不是没有社会责任感的"逃兵"。为有效遏制病毒的传播，武汉和湖北省的多个其他城市采取了"封城"的措施。特殊时期生活在城内的人们为"抗疫"做出了巨大贡献。这些人不应该成为疾病污名的受害者。非常时期，"隔离病毒，但不能隔离人心"。新冠肺炎疫区的同胞最需要的是支持和关怀。

所以无论是新冠肺炎疫区的同胞还是其他地区的民众，面对疾病污名化的心理调节原则就是应该对污名化说"不"。我们是同一个国家的人民，只有携手并肩才能共克时艰，所以应多用"我们"，少用"他们"，用我们的温暖和支持来帮助彼此。

第二节 分离及其心理调节原则

一、分离对心理健康水平的影响

分离对心理健康水平的影响包括两个方面。一个方面是物理环境的分离带来的群体身份认同，比如被隔离人群聚集在一起会形成被隔离人群的群体认同，疫区的人会自动将自己看作疫区人群，而这种群体认同会使人产生共同的心理感受。另一个方面就是心理环境的分离。在这次疫情中，分离带来的伤害也是非常明显的，具体分述如下。

1. 直接带来孤独、抑郁等负性情绪

人际交往是生活中不可缺少的部分，没有人可以脱离社会交往而独自生存。良好的人际关系对于个体的心理健康具有重要意义。为了有效地遏制疫情发展，我们不得不取消各种聚会，居家隔离。缺少了必要的社交互动会使我们情绪低落、产生孤独感。很多亲朋好友想见却不能见，这会使我们感到抑郁、烦闷。

老年人的社交圈子本来就比较狭窄。因疫情而实施的交通管制使他们在外工作的子女无法回家过年。特别是对于一些留守老人来说，与子女见面的机会本就极为有限，面对意外的分离，他们更容易产生孤独、抑郁等负性情绪体验。

2. 直接降低兴趣等正性情绪，减弱行动力

面对持续发展的疫情和不断增加的患者，医护及相关工作人员一直处于高强度的工作中，精神持续高度紧张，此时又与家人分离，缺失了重要的社会支持，紧张、压抑、厌倦等不良情绪难以调节，身心疲惫、能量耗竭的状态难以缓解。这种情况容易导致他们工作倦怠，行动力降低。医护人员等一线工作者的子女也面临着类似的问题。他们沉浸在与至亲分离的悲伤中，可能会对生活中的很多事情失去兴趣，学习动机减弱。在面对学业压力时，他们没有父母的支持和引导，可能会出现学习倦怠等不良行为反应。

3. 分离焦虑上升

分离焦虑一般是指当孩子与依恋对象（通常是父母）分离时，会因为感到失去依靠、缺乏安全感，而表现出焦虑、害怕和紧张不安的反应。当人们离开自己熟悉的工作环境或者人群时，也会产生相同的分离焦虑。

在此次疫情中，有些父母因感染或疑似感染而被隔离，孩子会因为觉得相聚之日遥遥无期而感到痛苦、悲伤。有些父母作为医护人员或保障人员在一线战斗，不得不与孩子分别，孩子会因担心父母被感染而焦虑不安。对于社会支持和情感支持脆弱的个体，分离焦虑的上升会直接对其情绪、认知、社会适应等造成严重的损害。

二、分离的心理调节原则

1. 保持社会联络

虽然疫情导致我们很多人无法与家人朋友见面，但我们并非"与世隔绝"，网络、通信技术的发达使我们在隔离期仍可以便捷地获取外界信息、与他人保持联络。即使没有实质性的接触，网络社会支持也能够在一定程度上满足我们的归属需要，提升我们的认同感和主观幸福感。

我们可以通过网络积极获取社会各界信息，有什么想法或感受就与家人、朋友随时交流。我们要经常给不善于使用网络的老年人打电话，问候他们近日的生活状况，表达情感与关怀，向他们报个平安。同时，对于独居或缺乏社会关系的居民，社区工作者和志愿者也要采取多种形式予以关心，防止他们成为人群中的"孤岛"。

2. 调节自己的情绪

分离是一种不得已的选择。我们可以从两方面来调节自己因分离导致的情绪。

一方面，我们需要接纳自己的情绪。即使是负性情绪，也是我们心理情绪的一部分。当与亲人、朋友分离时，感到悲伤、焦虑和烦闷是人之常情，我们不必抗拒、压抑、排斥这些情绪体验，而要接纳、承认它们的存在，为这种不愉快的感受留出空间。

另一方面，我们可以采取适当的方法对情绪进行疏导。例如：通过写日记将自己的不良情绪表达出来；通过适量的室内运动将积压的负面情绪释放出来；通过向家人、朋友倾诉，将思念之情表达出来；还可以大哭一场，将与亲人分离的悲伤宣泄出来。

3. 调整自己的认知

人们对事件所持的信念、看法和解释是引起情绪及行为反应的直接原因，不合理的信念则会对情绪和行为造成不良影响。

不合理的信念具有以下三个特征：

（1）绝对化要求。认为某事物必然应该怎样或不应该怎样，如"我和家人必须在一起，不应该分离"；

（2）过分概括化。即以偏概全、以一概十，如认为"与家人分离会对生活的所有方面造成影响"；

（3）认为所有事物都糟糕至极。把不好的事情看得非常可怕，如认为"这次疫情非常严重，我再也无法和家人团聚了"。

因此，当我们感到状态不佳时，可以试着监测并识别这些不合理信念，思考它们的对立面，寻找对立面成立的证据，从而用合理信念取代不合理信念。

4. 转移注意力

在与亲人分离后，我们很容易沉浸在悲伤、痛苦的情绪中无法自拔，对生活中的一切事情失去兴趣，这可能会导致反刍思维，即反复关注自身的消极情绪及相关事件，从而变得更加消极，陷入恶性循环。

此时，转移或分散注意力是打破这种恶性循环的有效方法。将注意力从不可控的事件转移到可控的事件中，从分离的消极体验转移到愉快的、有意义的活动中，例如读书、写作、上网课、练瑜伽等文体活动都可以独自在家进行。在努力充实自己的同时，让生活回归正常，降低我们对分离事件的敏感性，阻断负性情绪的循环链，从而获得更多自我效能感和心理控制感。

5. **寻求专业帮助**

面对分离后产生的不良情绪与行为反应，当我们尝试了各种自助的方法都得不到有效缓解，感到自己实在无力应对，甚至严重到影响饮食、睡眠时，我们就需要及时寻求专业人士的帮助，例如，关注心理咨询相关的公众号及电视栏目、拨打心理援助热线电话、联系专业的心理治疗师或精神科医生。

很多人对于心理问题十分避讳，不愿寻求帮助，这种情况很常见，但并不正确。身体出现问题时需要去医院求助于医生，心理出现问题时同样需要向心理咨询师咨询或者求助于心理医生。我们不能忽视心理问题，更不必为此感到羞耻，积极求助恰恰是一种负责任、关爱自己、勇于面对问题的表现。

6. **学习分离所带来的成长**

突如其来的疫情让我们不得不面对更多分离。虽然分离是痛苦的，但是人的一生就是在不断的分离中度过的。父母为了给子女提供更好的生活条件而外出工作，是父母主动与孩子分离；孩子为了获得更好的发展而外出求学，是子女主动与父母分离。这些主动的分离大多是因为个体想要实现一定的人生目标，我们可以为分离的不得已提供理由。这些理由在一定程度上能够缓解分离带给我们的不安与焦虑。

此次疫情所导致的分离更多地是一种被动的分离，是为了切断病毒的传播途径而不得不做出的选择。对病毒的恐惧和未来发展的不确定性进一步加剧了分离带来的负面影响。我们应该坦然面对分离，做好防护，为自己负责，也让爱我们的人安心。同时，我们还可以在分离中学会如何自己处理各种事情，收获分离所带来的成长。

第三节　丧失及其心理调节原则

面对疫情，人们所感受到的丧失有很多，例如：原本可以自由外出活动，在非常时期却要受到限制，失去了平时的规律生活状态；

面对面的社交、聚会也不能参加了，失去了与人亲密相聚的体验；担心、焦虑、悲伤等情绪也让人失去了原本平静或积极的心态。但是在各种丧失之中，最让人难以面对的莫过于失去至亲至爱。

疫情给人带来的最大恐惧大概是感染疾病，终致死亡。在这种应激状态下，人们往往有一种天然的需求和反应倾向——寻求支持。大部分人首先会从最亲近的人那里获得安慰、支持和安全感。但是不幸的是，如果亲人感染重症，或者在疫情中丧生，那么当事人的第一支持系统、最亲近的支持力量便会随之陨灭。不仅如此，丧亲者也需要面对丧失所带来的各种挑战，以及经历一系列的哀伤反应。

一、丧失后的反应

 躯体反应

面对丧亲的反应被称为哀伤反应。哀伤反应同样是多方面的，包括躯体反应、情绪反应、行为反应等。常见的躯体反应包括：肚子不舒服（觉得胃疼或者胃里空空的）、胸闷、嗓子干、对声音异常敏感、呼吸不畅（常常看到经历丧亲的人会需要深呼吸，或深深叹气）、肌肉酸疼（由于应激反应下肌肉持续紧张，而当事人甚至没有感觉到自己的肌肉是长时间紧绷的，直到酸疼已经很明显）、觉得乏力（什么都没做也觉得很累，难以支撑日常的活动）、口干等。还有的丧亲者会有一种人格解体的感觉，即感受不到自己的身体和环境的整合，有一种自己和自己分离的感受。有的人描述"自己好像变成了行尸走肉，没有感觉，机械地在完成各个动作""好像漂在空中看着另一个自己在生活"。

情绪反应

常见的丧失后的情绪反应包括悲伤、愤怒、内疚，或自责、孤单、无助、震惊、强烈的思念等。也有人会产生积极情绪，如感到"如释重负"，特别是长期卧床病人的照顾者。如果有这样的感受也是正常的，不必觉得羞愧或内疚。有一些丧亲者，特别是在经历突发死亡的事件后，没有任何情绪反应，在旁人看来，当事人仿佛进入了一种"麻木"的状态，似乎在压抑自己的感受。暂时阻隔掉强烈的情绪是人的一种自我保护机制，以防如洪水般的情绪将人淹没，而无法正常处理眼前需要完成的任务。

3. 行为反应

在行为方面，丧亲者一般会经历睡眠困扰，例如失眠或梦魇，做事难以集中注意力，心不在焉，从社会活动中退出，不想参加社交。有的人会体验到强烈的焦虑和伴随而来的精神运动性不安，即难以安静下来，但又不知道做什么好。有的人坐立不安，有的人不安地走来走去。对于与逝者有关的事物，不同的人有不同的反应。有的人对逝者非常眷恋，时时刻刻想要待在与逝者一起待过的地方。例如失去孩子的母亲会经常坐在孩子去世前玩耍的公园长椅上，或者待在孩子曾经最喜欢的饭店和商场。有的人却恰恰相反，会不顾一切地想要逃离让自己想起逝者的线索，不敢看他或她的照片，不敢进他或她生前住过的房间。

有一个经历了孩子去世的家长告诉笔者，自从她的大女儿身患绝症在某医院去世以后，她再也不愿意路过那个医院，也不愿意再带自己的小儿子去那家医院看病，哪怕她知道那是全市医疗水平最高的医院。

哀伤反应如此多样，哪种才是"正确"的反应？答案是：没有"正确答案"。每个独特的个体有自己面对丧失时的独特哀伤反应。以上给出的是一些常见的反应，但并非标准反应。在丧失的情况下，个体的反应呈现两极：有的整日倦怠，有的坐立不安；有的责怪自己，有的对他人愤怒；有的想屏蔽一切思念的线索，有的却执着地握住线索，不愿放开。即使是同一个人，在不同的时间、不同的环境中，也会经历各种看似"矛盾"的体验。

二、家人丧失后的反应

家人在疫情中丧生往往会让当事人的哀伤更加强烈，这是因为事发突然，让人毫无准备。病人有可能只是表现出一系列普通感冒症状，而后病情急转直下，突然离世。这种"突然的丧失"让人接受起来更加困难。这往往会让亲人一时之间感到震惊，不知所措。

由于在疫情期的安全要求，家人可能没有和逝者告别的机会，或许连逝者弥留之际待在他（她）身边的机会都没有。如果没有看到病人去世的过程或者遗体，只是被告知"××已死亡"或者只收到一张火化通知单，那么丧亲者往往会感觉不真实。快速的遗体处理过程去掉了传统的丧葬和悼念仪式，使得当事人的哀伤反应没有被加工和表达的渠道和机会。

另外，丧亲者也会特别容易感到内疚，因为各种各样（看起来合理或是完全不相干）的原因责怪自己，例如：

我应该早点带他（她）去医院。

我不该带他（她）去参加那次聚餐。

我说了不吉利的话才让他（她）生病。

但是当事人是在以现在的知识、经验、事实、结果，去责备过去某个时间点的自己，这是一种"事后偏差"。这种责备对自己是不公平的。其实，内疚是经历创伤或者丧亲后很常见的一种情绪。研究表明，30%～60%的人在失去挚爱后都有不同程度的内疚感。从认知的角度来解释，这是由于人们在面对无法接受的事实时都会自动地问"为什么会这样"，而在人力所无法改变的灾难或者痛苦面前，这个问题很难回答，所以人们会产生深深的无助感。

对于事件的"内归因"（这件事会发生是因为我的一些所作所为，要是我做了不同的事情，他就不会死了）是当事人在无助之时想要握住的一根"救命稻草"，以便从中获得些许控制感。随着人们对事件的接受程度不断加深，人们的内疚感也会慢慢降低。

三、丧失的心理调节原则

1. 寻求社会支持

在通常情况下，人们遇到困难和打击之时，身边的亲朋好友会给予一些关怀和帮助，这被称为社会支持。如果有朋友失去了亲人，周围的人可以怎样支持他（她）呢？研究发现，要让他人提供的支持有效，我们就需要让提供的支持和接收者的需求相匹配，因此了解丧亲者的需要非常重要。哀伤的历程并不是一个线性的过程。失去挚爱的人并不是走过层层阶梯、完成悲痛的功课后就可以头也不回地开始新的生活了。哀伤的双程模型认为，丧亲者是在悼念逝者和适应没有逝者的生活中不停穿梭和摆动的。他们需要经历和处理自己的哀伤，也需要应对生活中的各种任务和角色。这个穿梭和摇摆的过程可以持续数月、数年，甚至数十年。

帮助失去亲人的人们适应这个过程的支持包括：

（1）不加批评地倾听、陪伴，鼓励当事人进行可以呼吸新鲜空气的活动；

（2）帮助当事人克服实际生活中的困难，给予实际的生活照顾。

不被欢迎的支持形式包括：

（1）打断和禁止哀伤的表达；

（2）催促当事人尽快恢复；

（3）评判、批评、指责等。

在有益的支持中，最朴实的就是倾听和陪伴。但这是非常不容易做到的。倾听别人的痛苦会勾起听者的无助感，因此倾听者迫不及待想要打断对方，说点什么或者做点什么让对方立刻感觉好起来。然而，不被理解、感受不被认可，往往会给丧亲者带来新的痛苦。甚至有的丧亲者并不希望立刻结束思念亲人的痛苦，因为思念亲人成了他们与逝者联结的方式。这时，想要让他们立刻好起来、放下哀伤面对新生活的"好意"就会变成不受欢迎的"负担"。

在疫情中，陪丧亲者聊聊天或者带丧亲者出去走走、参加一些社交活动这样的支持形式并不现实。但是通过电话、网络给予一些主动问候、关心，力所能及地解决对方实际生活中的困难等同样能传递有效的情感支持和工具性支持。

2. 学习在创伤后成长

虽然失去亲人让人痛苦，但是也有一些人会从这样的经历中变得"痛苦而强大"——这是一种被称为"创伤后成长"的体验。

有人会分享自己的母亲在疫情中去世的个人经历，并且回顾和总结自己在整个过程中吸取的经验和教训，希望能帮助其他人。有人因为感受到这份痛苦，从而变得更加慈悲，更加珍惜自己当下的生活和身边的亲人。有人会更加乐于帮助他人，加入志愿者的行列。这些都是当事人在失去挚爱后努力"寻找意义"、为逝者的离开"赋予意义"的方式。用他们的话来说，这会让"他（她）的离开变得有意义"，自己在"痛并成长着"。

第五章　疫情暴发期心理自助的方法

　　疫情暴发不可避免地会给所有人带来心理压力。有些人可能会焦虑，常有"难以抑制的担心"，比如"我出门会不会被感染""我被感染了吗"这样的念头。这些"难以抑制的担心"其实对于问题的解决并没有任何帮助。大量研究表明，错误的压力应对方式对于个体的健康有负面影响。因此，进行医学防护的同时，以正确的心理态度应对才是最重要的。

　　需要大家清楚的是心理自助通常适用于表现出轻、中度负性情绪的民众，心理咨询则适用于表现出重度负性情绪或者出现了较严重和极端心理问题的民众。

第一节　心理自助的基本方法

　　所谓心理自助，一般情况下是指个人根据已经被认定为有效的方法来进行自我心理健康的维护和调整。一般情况下，心理处于亚健康水平的人主要是靠自身的心理调节来提升自己的心理健康水平。在疫情暴发期，因为各种物理或者交通限制，心理自助方法就变得格外重要。

一、正念

　　正念（mindfulness）是一种非常好的应对"难以抑制的担心"的方法。正念指的是个体将注意力完全集中于当下的一种思想状态。通过正念训练，个体可以在短期内更好地应对压力，缓解焦虑，也可以达到长期的心境改善，以接纳和清醒的态度置身于当下的体验和所发生的事件之中。

"关注当下"容易说却难做，人们的行动在本质上都是有目的的。人们一般都明确地知道自己想要达成什么目标，需要采取什么样的行动去缩短目标与现实的距离。这正是我们心智的行动模式（doing mode）。这种行动模式在我们人类的生存和发展中有着极其重大的意义。

很多时候，对目标和结果的执着也会令我们陷入麻烦当中。当我们陷入负面情绪，心智的行动模式就会启动，会想方设法地分析缘由，并试图找出可以减轻或摆脱负面情绪的方法。然而，当事情难以如愿或者超出我们的控制范围时，试图以惯常解决问题的方法去摆脱情绪，"修正"我们的"毛病"，只会令我们陷得更深。就如同身陷流沙的人，越是奋力摆脱，就会陷得越深。

概括起来，正念训练包括如下几个步骤：

（1）觉察

感受自己的情绪和心境，谨记消极情绪不是我们的敌人，而是面对危机出现的正常反应，不要与情绪相抵抗，更不要恐惧情绪本身。

（2）投入

找到一个物体，像是从未见过它一样观察它，把注意力集中到它上面。尽管发散性思考是创造力的表现，但在负性情绪中进行发散性思考只会让你变得更沮丧。不回溯过去，也不展望未来，沉浸在此刻。

（3）躯体动作

通过瑜伽或者特定的躯体训练方式，体会局部的轻微生理不适。这种不适一会儿就会过去，但与它相处的经验十分重要，能够让我们宽容、好奇、温和地学习与不良的体验相处。

以下介绍呼吸正念和三分钟呼吸空间技术。

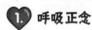 **呼吸正念**

呼吸正念是一种简单、方便的正念方法，个体在几分钟内就可以学会，而且立即就能够体验到它带来的好处。具体可参考的过程

如下：

①舒服地坐在一张椅子上，双脚放在地板上；

②用腹部深度地吸入空气，并且自言自语地说"吸气"，在呼出气体之前暂停一下；

③用腹部呼出气体，并且自言自语地说"呼气"，在吸入气体之前暂停一下；

④用心感受每一次呼吸，将每次吸气的时间作为感知自己身体上哪里有肌肉紧张的时间，将每次呼出气体的时间作为一个释放自己情绪的机会；

⑤你也可以同时利用想像来描绘或感觉"放松进入你的身体，紧张离开你的身体"，这是一种十分有用的方法；

⑥一旦发现自己浮现杂念，就将注意力重新放到呼吸上。产生杂念是很正常的，不必苛责自己。

❤ 2. 三分钟呼吸空间技术

如果想要尝试更深度的正念，可以参考正念的认知疗法（MBCT）。MBCT疗程提供了一种特殊的工具，让我们将正念导入日常的生活，尤其适用于在处于情绪的转折点时使用。这个工具是一种迷你的冥想，叫作三分钟呼吸空间技术，常常被用来作为处理困难情境和情绪的第一个步骤。

在呼吸空间的练习中，整个正念认知疗法的教程被浓缩为三个步骤。这个练习能够给我们提供一种进入存在模式的快速而高效的方法，让我们摆脱纠缠我们的行动模式。

如果你想要检验其是否有效，可以阅读下面的指导语，然后尝试做一个三分钟呼吸空间的练习，在每个步骤中花大约一分钟。

（1）进入觉察

请采用一个挺拔而庄严的姿势进行练习，可以坐着也可以站着。如果可能的话，闭上你的眼睛。然后，将觉察导入你的内部经验，自问：我此时此刻的体验是什么，有什么想法掠过脑海？（尽量将这些想法看成精神事件，把它们用语言表达出来。）我现在的心情如何？（请留意任何情绪上的不适或者不愉快的感受，承认它们的存在。）我此时此刻的身体感觉是什么？（比如可以快速扫描全身去找到任何紧绷的感觉。）

（2）集中

将你的注意力集中到呼吸的生理感觉上来。近距离地感受呼吸在腹部的感觉……感受腹壁随着吸气而鼓起的感觉……以及随着呼气而下沉的感觉。跟随着吸气和呼气的全过程，利用呼吸将自己锚定于当前的状态。

（3）扩展

现在将觉察的范围从呼吸扩展开去，除了呼吸的感觉，还包括全身的感觉、姿势以及面部的表情。如果你觉察到任何不舒服、紧张或者阻抗的感觉，请通过深度呼吸将它们消融在每一次轻柔而开放性的吸气和呼气之中。如果你愿意的话，也可以在呼气的时候对自己说，"没关系……不管你是什么，既来之，则安之"。最后，尽量将这种觉察扩展到接下来一整天的每一个时刻中去。

在呼吸空间的第一个步骤中，我们被要求完全进入当前时刻，跳出自动思维的驾驶舱，跳出行动模式。我们要有意地去质疑那些习惯性的自我批评，放弃去往某处的执念，让自己活在当下。我们努力地克制行动模式想要修理事物的倾向。我们单纯地承认现实并将觉察带入事物此时此刻的本来面目。

维持这种承认和关注现实的开放立场是非常困难的。旧的思维习惯有一套本领，能将我们的意识卷走。所以我们要采取第二个步骤，集中并将我们的意识放在一个客体——呼吸的感觉——上，——就是这一次吸气，就是这次呼气。通过这种方式，我们能够使自己的心智稳定下来，存在于此时此地。

当我们通过这种方法使自己的心智稳定之后，就可以采取第三个步骤，把觉察的范围扩展到全身。我们进入存在模式的广阔空间，并且在回到现实的时候，能够拥有更加宽广的存在领域。这三个步骤可以帮助我们准确无误地从行动模式转向存在模式。

正念是一个非常简单而且容易实践的心理自助方法。除呼吸正念以外，很多生活的环节，比如吃饭、走路等都可以以正念方式来辅助进行，大家可以多尝试。

二、冥想

冥想（meditation）也是一种有效的通向正念的方法，也是一种改善认知控制和情绪调节的有效方法。关于如何冥想，众说纷纭，但是关键都在于通过减少自我意识来增强幸福感。要做到这一点，我们必须对自己的认知状态和情绪状态有清晰、有效的洞察和调节。冥想是非常高级的认知调控过程，被一些学者认为是对认知的认知。

常常践行冥想的人相比于其他人在实行复杂任务时能够更好地通过调控负责内部心理活动和情绪调节的一系列脑区，抑制私心杂念，从而在日常生活和工作中获得更好的表现。

冥想训练的好处在于它不需要任何附加的资源，你需要的只是一个安静的环境。网络上也有大量关于冥想的教程和材料可供学习参考。但是注意，从事冥想训练和进入冥想状态是两个不同的概念，有经验的冥想者会告诉你，即使每天抽出固定的一两个小时从事冥想训练，一个人也只可能保持十到二十分钟真正进入心无杂念的冥想状态。即便只是这样的状态，一个人也需要通过经年累月的冥想训练才能达成。

对于初学者而言，虽然一开始达不到冥想状态，但是要认识到，冥想训练本身就是对自身认知控制和情绪调节能力的一种锻炼，其好处是显而易见的。很多冥想者，不论资深与否，都会发现，通过冥想训练，自己的情绪调节能力、工作效率、应对危机事件的心态有了明显变化。两点小建议是：冥想要天天做，认真做，效果才更好。

一个常见的误区是，冥想是让心灵到达所谓"空静空无"，但人们通常会因此感到挫败。哪怕就在"完全没有念头"这个状态出现的一瞬间，你对于自己的状态的觉察就是新念头。没有任何一件事，比能意识到自己的存在更自然。而冥想让我们更清楚地意识到自己的纯粹存在，让我们的存在更有意义，内心充满爱和智慧，让我们最终获得平静。

冥想入门也很简单，可以尝试以下几个方法：

（1）自然呼吸

在所有释放压力的方式中，最简单、有效的就是呼吸。学会瑜伽式呼吸，让呼吸更深、更完整，可以扩展肺部，增进身体的整体柔韧性，帮助我们学会放松、减少紧张、增进活力和踏实感。

（2）丹田训练

丹田及周围的神经丛是能量的储蓄池。我们可以通过丹田的体式训练，提升腹部的核心力量，激发丹田的力量，让身体充满活力，有勇气去行动。很多时候，压力是我们造成的，比如拖延症，迟迟不行动会导致情绪、压力积累，焦躁不安。此时，最有效的方式就是立刻行动，哪怕只是一小步，只要开始，压力就会慢慢释放。

（3）释放压力和清理过去情绪的冥想

这个冥想对于处理有压力的关系和过往的家庭问题特别有帮助。它能处理恐惧和害怕，并能处理浮于现在源自过往的不安思想，能把困难带到当下并让它们消融于冥想之中。

三、认知行为疗法

疫情的蔓延给人带来恐慌。如果你感觉到心理悲痛，生活乏味无趣，思想上消极和悲观，且几乎没有希望跳出这种情绪的低谷时，那么可以尝试一下积极而实用的认知行为疗法。

从改变自己的思维开始，利用思维上的转变来改善当前的生活状况，重新发现生活中的乐趣，积极参与具体的生活事务。认知行为疗法认为人的情绪来自人对所遭遇事情的信念、评价、解释或哲学观点，而非来自事情本身。认知行为疗法主要着眼于个体不合理的认知，通过改变个体对自己、对人或事的不合理认知来帮助个体对引起痛苦的情绪做出恰当的反应。

当我们的日常生活出现问题时，大多数人会不假思索地认为，是那些发生了的事情使我们感到难受。例如：当感到愤怒或忧伤时，我们会认为是别人使我们产生这样的感受；当感到焦虑、受挫或忧伤时，我们倾向于责怪自己的处境。

著名心理学家埃利斯指出，并不是人和事让我们喜悦或悲伤——它们只不过是提供了一种刺激。其实，是我们的认知决定了我们在特定情况下的感受。为了阐明这一理论，埃利斯提出了 ABC 模型：

A 代表"前因"（antecedent，引发反应的情况），B 代表"观念"（beliefs，我们对该情况的认知），C 代表"结果"（consequences，我们的感受和行为）。

尽管我们倾向于责怪"A"（前因）造成了"C"（结果），但其实是"B"（观念）使我们产生了那样不好的感受。可以举个简单的例子：

设想一下你是即将参加高考的学生，由于此次肺炎疫情严峻学校通知延迟开学，你认为延迟开学会非常耽误学习进度，此时你感到万分焦虑、烦躁。A（前因）：学校延迟开学。C（结果）：焦虑，烦躁。

在这个事例中，你感到焦虑烦躁（C），并不是因为学校延迟开学（A），而是因为"你认为延迟开学这件事情会耽误自己学习，而作为高考生的你学习时间有限，必须将所有的时间和精力投入到学习中去"（B）。在这种情况下使人感到焦虑、烦躁的典型观念包括："我必须去学校好好学习。如果我没有去学校，就会耽误学习效率与进度，从而影响到高考成绩。高考是决定人一生的大事，耽误了可就麻烦极了。"

为了改善心情，此时需要引入 D：辩驳（dispute）。

埃利斯用"辩驳"这个词来描述我们质疑自己思维方式的过程。一旦我们弄清了使自己难过的想法和观念，下一步就是辩驳它们。例如，为了辩驳延迟开学造成的焦虑、烦躁的观念，我们可以告诉自己："虽然延迟开学，但只要我在家好好复习，将学习计划和时间安排保持和在学校时一致，每天按期完成，就不会耽误学习进度。况且延迟开学的又不是我一人，身边的同学也都是如此，大家都一样，我又有什么可慌的呢？且现在网络上的学习资源很多，只要好好利用起来，就不会耽误学习！"

采取这种方式辩驳我们的观念，有助于我们体验到更恰当的情绪，还会促使我们行为得当，安心学习。对无益的想法和观念进行辩驳，是认知行为疗法中最重要的方面。学会辩驳，可以最终改变使我们感到难受的认知，是避免和释放很多不安情绪的关键。

在疫情暂时没有得到缓解的情况下，我们可以尝试用认知行为疗法进行心理自助，赶走生活中的沮丧心理。但需要强调的是，我们必须把学习到的东西运用到自己身上且进行练习，这样才能达到理想的效果。

四、阅读

阅读也是一种有效的心理自助方法。阅读本身是人类特有的一种高级认知活动，它需要额叶的积极调控，需要额叶和感觉输入系统的（对于传统书籍来说主要是视觉输入系统，对于有声读物来说还有听觉系统的参与）密切互动。它不仅会调动脑中的语音环路，还常常激发丰富的时空想象。在阅读的时候，人们往往会专注于书本中的内容，而忘记了外部的烦恼和纷争。同时，阅读本身也是一种学习知识的方法，为自我调节、有效增强应对

学习必要的知识，增强应对危机能力

危机事件积累必要的知识材料。

在疫情暂时没有得到缓解的情况下，你不得不花大量的时间待在室内，孤独、不安和烦恼常常会袭来。这时，拿起一本平时自己一直想读、却总也没有时间读的好书来读，未尝不是一件令人舒心的事情。我们强烈建议在选择阅读的书籍时，注意所选的书籍应该能使读者获得智者的启发，学习专业知识，帮助自己洞察和理解自己的问题所在。从这个意义上来说，一些哲学类书籍、自然科学类

书籍，尤其是一些心理学相关的书籍是非常值得推荐的。这些书籍带给读者的心理资源不仅能够帮助他们平稳渡过疫情危机，而且必然会成为相伴一生的精神财富。

五、运动

如果你是一个活泼好动的人，那么在疫情中长久"宅"着不动必然是一件难以忍受的事情。这会让你情绪低落，孤独感增强，自我效能感下降。当冥想和阅读都不是你的兴趣所在时，可以考虑通过适当的运动开展心理自助，这也是不错的选择。在采用运动法进行心理自助的时候应该注意以下几个方面。

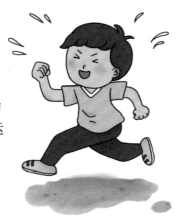

增强体质，提高免疫力

首先，安全第一，避免运动损伤和其他伤害。切记当下运动的主要目的是放松思想、增强体质，切勿开展强度过高、危险性过高的运动项目。千万不要因为运动导致严重受伤而不得不去医院就医，因为这一方面会给已经不堪重负的医疗系统带来额外的压力，也会将自己置于更高的感染可能性的境地。运动时做好热身和防护工作是十分必要的。

其次，遵循适度运动和营养跟进的原则。运动一定会比静息状态消耗更多的能量，运动过后，身体需要足够的时间和营养来恢复和增强体力。在现在的情况下，对于一般人而言，超长时间或超大强度的锻炼会造成体质的暂时下降，疾病是有可能乘虚而入的。因此，一方面要注意适度运动，不要过度疲劳；另一方面要注意充分的休息和营养的补给，使身体能够快速恢复。

最后，提倡室内单人运动，切忌多人运动和接触性活动，在人少的户外场合也可考虑单人运动，但应做好个人防护。疫情期间，在家里开展单人运动当然是最安全的选择，练习太极、瑜伽，在跑步机、漫步机上锻炼，适当的负重练习都是很好的手段。虽然一般情况下团队运动是非常好的心理自助和互助手段，但是由于新型冠状病毒具有传染性，团体运动会增加交叉感染的风险，因此需要避免。一些有较多身体接触和对抗性较强的运动，例如打篮球、踢足球等，一方面易于病毒传播，另一方面也容易造成个体受伤，我们也应该避免。在开阔、人少的户外场合可以开展散步、慢跑等低强度的户外运动，但要注意与他人保持一定距离，同时一定不要忘记戴好口罩。

第二节　心理咨询

心理咨询（counseling）是指运用心理学的方法，对心理适应方面出现问题并寻求解决问题的求助者提供心理援助的过程。需要解决问题并前来寻求帮助的人被称为来访者或者咨客，提供帮助的咨询专家被称为咨询者（即咨询师）。来访者就自己的心理不适或心理障碍，通过语言、文字等交流媒介，向咨询者述说、询问，并在其支持和帮助下，通过共同探讨，找出引起来访者产生心理问题的原因，分析问题的症结，进而寻求摆脱困境、解决问题的条件和对策，以恢复心理平衡，提高对环境的适应能力，增进身心健康。

疫情暴发前期正值春节返乡高峰，且后期多地封城，导致大量流动人口滞留。无论是对于工人、学生还是一般人员，当前的情境都会造成心理上的影响，而长时间的社交缺乏或社会隔离则可能加剧由此产生的各种情绪或生理问题。无论你存在怎样的心理问题，都可以向咨询师敞开心扉，说不定这些问题就会迎刃而解。但是在新型冠状病毒传染力如此强大的当下，外出参与心理咨询可能会受到现实条件的阻碍。为了响应政府"尽量避免外出"的号召，我们还可以选取心理咨询的远程方式，包括电话心理咨询和网络心理咨询。

一、电话心理咨询

电话心理咨询是指对有咨询需求的人进行心理帮助或干预的一种电话服务形式。它是危机干预的一种形式，即应用心理咨询和心理治疗的技术来调节求助者的情绪状态，减轻或消除其情绪、躯体、行为表现方面的问题，从而助其渡过危机或逆境。因为电话心理咨询不是面对面交谈，咨询师无法直接观察到求助者的表情、举止等，只能从电话声音中了解求助者的状况，并给予帮助和指导，所以咨询师必须具备敏锐的判断能力、良好的倾听能力，以及娴熟的沟通技巧等专业素质。

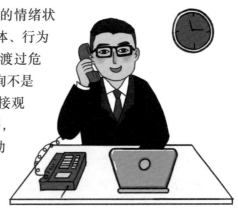

用电话、网络，我们帮助你

　　热线电话无须事先预约。咨询师可以随时回应任何人关于任何问题的来电。此外，电话咨询可跨越区域且持续时间较长，给受地理原因限制的人，或心理抵抗、焦虑较强和羞耻心较重的人提供了方便的咨询机会与空间。相对而言，电话心理咨询具有更高的安全性与隐秘性。来访者不仅不需要出入于特定的心理咨询场所，而且可以避免见到咨询员本人。通过匿名求助的方式，他可将自己内心的真实感受毫无防御地说出来。

　　在当前的疫情状况下，根据国务院应对新冠肺炎疫情联防联控机制的要求，全国各地已经在原有心理援助热线的基础上设立了应对疫情心理援助热线（见本书附录3），每条热线至少开通2个坐席，结合本地公众需求提供24小时免费心理服务。国务院客户端推出"全国心理援助热线查询"服务，我们可以通过微信扫一扫进入小程序"国务院客户端"来查询，也可以在微信中直接搜索"国务院客户端"，在小程序中点击"心理热线"，选择自己所在的省市来获取对应号码。

二、网络心理咨询

随着网络沟通方式的发展，咨询师也在不断探索各种网络心理服务模式。目前应用比较多的网络心理服务模式有微信或 QQ（包括同时或即时聊天）咨询，以及提供网上心理健康信息资源等。

网络心理咨询（包括同时或即时聊天）提供了一种简短的叙事方式，使求助者围绕问题的焦点进行探索性交流。越来越多的人喜欢通过网络获得心理援助，但是电脑带来的不舒适感可能会影响来访者通过网络进行交流的效果。咨询师要帮助他们学习新的交流方式，让他们习惯通过网络进行沟通，这样才能取得理想的效果。

为有效应对新冠肺炎疫情，缓解疫情可能给大众心理造成的压力和负性情绪，除热线电话外，全国各地很多咨询机构还开通了心理咨询网络服务。其中，有些机构提供的网络心理咨询服务仅面向本单位内部成员，有些机构则在疫情期间为社会公众免费提供网络心理咨询服务。面对当前新冠肺炎疫情，北京师范大学心理学部于 2020 年 1 月 27 日联合该校学生心理咨询与服务中心，为全国民众紧急开通了心理支持热线和网络心理咨询服务。教育部下发通知要求各省级教育部门根据本地疫情发展状况和心理咨询队伍的实际情况，积极推广北京师范大学的做法，适时选择一所心理学科实力最强或心理咨询与服务开展最好的高校，并以此为基础，抽调其他高校相关力量，组建专门的队伍，开通心理支持热线和网络心理咨询服务。鼓励有条件的高校心理学院（系）和全国示范心理咨询与服务中心单独开通心理支持热线和网络心理咨询服务（部分心理咨询热线见本书附录 3）。

总之，无论你产生了哪种困扰，如果你希望向他人倾诉或寻求专业意见，都可以向咨询师寻求帮助。在当前的环境中，每个人都保持良好的心态、积极生活，对于取得抗击疫情的最后胜利至关重要。愿你能时刻拥有好心情！

第六章　疫情暴发期相关人士的心理自助

第一节　医护人员的心理自助

　　每一场特殊战斗，都需要一批英勇的战士；每一次生死搏斗，都会涌现一批无畏的勇士。今年的春节假期不同往常，全国人民，尤其是武汉人民遭遇了新型冠状病毒所引发的危机。

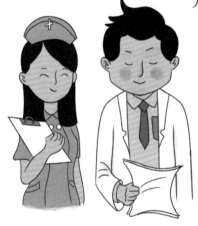

这是我们的天使

　　面对疫情，广大医护人员冲锋在前，留下无数"最美逆行者"的身影；各地支援的医疗队紧急集结，在除夕夜奔赴武汉。被口罩勒到破皮的脸颊、被汗水浸到泛白的双手、手术室外席地而眠的身影——这些天，医护人员与时间赛跑，跟病毒搏击，在病毒面前筑起一道道健康防线，让人民群众真切体会到什么是白衣天使的无畏、坚韧、奉献。

　　然而，我们知道，白衣天使不是"真正"的天使，脱下白大褂，他们也是父母的孩子、忙碌的父母。在生死关头，他们与命运交手，与死神对峙——他们穿上防护服的身影，让平凡的世界中有了"英雄"的模样。

　　面对疫情，他们承受着更复杂的心理压力。因此，医护人员更需要了解如何面对心理压力和心理危机进行心理自助。

一、医护人员面临的心理问题

首先，直接参与治疗工作的医护人员面临着巨大的工作压力。作为奋战在一线的医护人员，他们的工作强度很高，而且工作时间较长——他们每次穿上防护服后往往需要工作8个小时，甚至更久，在此期间不能吃东西、喝水，不能上厕所，过度的疲劳和紧张包围着他们，很多一线医护人员承受着巨大的工作压力，他们的身体也达到了所能承受的极限。

其次，在高强度的工作环境中，直接参与治疗工作的医护人员会产生很多以焦虑为核心的负性情绪。医生们除了担心病人是否能够恢复健康之外，还会担忧自己是否会被感染以及家人的健康状况。此外，他们也会因为家人对自己的担忧而受到影响。这时，焦虑、不安、抑郁、悲伤、委屈、无助、压抑等各种负性情绪会向他们袭来。

此外，疫情暴发后，医护工作者会比普通人听到、看到更多痛苦的场面，目睹更多可怕的事件，如死亡、毁坏、暴力等。有些医生、护士可能长时间无法抹去这些烙印般的记忆，甚至会经常回想起某些令人触目惊心的画面，还会担心、惧怕类似事情的再次发生，在很长一段时间里可能对任何事情都提不起兴趣，无法积极、乐观地回到正常的工作与生活中……

最后，复杂的医患关系也会给一线的医护人员带来巨大的心理挑战。例如，患者的不满情绪、攻击性行为让他们不时受到人身安全的威胁，而患者的死亡则带给他们无尽的失败感和负罪感。

二、医护人员应对压力的方法

1. 寻找自己所做工作的价值和意义

强烈的内在意义感和价值感通常可以支撑机体更长时间地耐受压力，而不会产生过度的不良反应。因此，如果医护人员可以在短暂的休息时间里，或是在失眠的漫漫长夜，抛开一切杂念，静下心来思考自己工作的意义与获得的成就，回想自己写下请战书时的热血沸腾，回忆自己刚刚步入医护行业时曾经许下的诺言，回忆那些在自己帮助下恢复健康的患者的笑脸和那一句句发自内心的"谢谢"……这一切都可以成为医护人员心理上的保护性因素。

2. 回顾曾经有效帮助过自己的应对方法

压力，是每一个人在日常生活中都会面临的。相信在疫情暴发之前，医护人员也曾经因为生活、工作等体验过压力。这些压力有大有小，有的难以摆脱，有的很快就会过去。也许很多奋战在疫情一线的医护人员现在所经受的压力之大远不是之前那些可以相比的，但过去曾经对自己有帮助的应对压力的方法往往也会奏效。

解压的方式多种多样，因人而异。也许听听歌、看看电影就能释放压力，也许需要找人倾诉，也许只需好好地睡一觉……除此之外，医护人员还可以思考自己在面对挫折时，是什么让自己保持坚强，这也是一种有效的化压力为动力的举措。

3. 尽量合理安排工作与休息的时间

医护人员也要尽量安排合理的工作时间，令自己不至于太疲劳，但是，这对奋战在疫情救治一线的医护工作者来说是难以实现的。高强度的工作让他们无法保证正常的休息；没有舒适的休息环境，有时甚至在走廊里席地而睡……然而，他们还是有必要充分利用每一次休息的时间，尽量让自己放松。如果有条件的话，可以每过一两个小时就看一看窗外，做几次深呼吸。这样也许无法令人完全释放压力，但是可以帮助紧张工作中的医护人员换一下头脑——只要几分钟甚至几秒钟就可以令他们神清气爽，时间虽然短暂，却能让他们避免在压力的海洋中一直沉下去。

4. 减少酒精、咖啡因和尼古丁的摄入

在面临巨大的精神压力时，许多人会采取抽烟、喝酒或是喝大量咖啡的手段让自己保持清醒。许多医护人员在工作岗位上也会采取此种手段，其实，这种方法是无效的，甚至有负面影响，会让我们的身体健康受到威胁，导致心理压力增大。所以在一线工作的人员即使再苦再累，也要控制咖啡的饮用量，少喝酒，少抽烟。只有保持身体健康，才能扫除压力带来的阴霾。

三、医护人员如何应对焦虑等负性情绪

1. 避免或减少与家人朋友谈论与疫情相关的事情

一线医护人员工作性质特殊，他们每天直接面对新冠肺炎患者或疑似患者，接收的都是一手的疫情信息，与同事讨论最多的也应该是病例确诊人数、治愈人数、死亡人数和治疗手段等。家人、朋友在与他们进行的短暂聊天中，多数情况下也一定是在表达对他们可能会受到感染的担心，或询问一些与疫情相关的信息。这会让他们的大脑时时刻刻都处于紧张的状态，很容易越陷越深。

所以，在当前的环境中，医护人员在聊天时应当尽可能多谈论一些轻松的、与疫情无关的话题，这样既可以让自己的身心得到放松，减轻焦虑，又会对自己的亲人和朋友产生积极的影响。尤其是为人父母的医护人员，在与孩子的视频聊天中应尽量避开与疫情相关的话题。如果讨论相关话题，最好多传达积极的情绪和职业自豪感。

2. 关注并反思自己脑海中出现的想法

焦虑情绪往往来源于对病人的病情，亲人或自己的生命安全、前途命运等的过度担心。当医护人员发现自己出现焦虑情绪时，首先要学会用内省法，反思一下自己脑海中是否存在对病人病情、感染病毒的风险、新冠肺炎后果（如致死率、后遗症）等问题的过度担心，接着利用自己的医学知识理性地认识实际情况，进行梳理和分析，最终得出合理的结论，摒弃不合理的猜测和无谓的担忧，积极投身工作。

3. 客观看待自己的身体状态

高强度的工作和巨大的心理压力会让医护人员出现体力不支、坐卧不安、出虚汗等身体症状，身为医者的他们可能会情不自禁将这些症状与新冠肺炎病发症状相匹配。此时医护人员更需要以客观的态度去看待自己的身体状况，根据以往的经验来审视自己，这才是有效缓解压力的方法。当然，如果自己难以判断或是担心进入误区，

也可以找其他医生帮忙诊断身体状况，或找专业人士进行心理咨询，消除不必要的纠结与焦虑。

④ 进行适当的放松训练

　　焦虑会导致医护人员出现如吃不好饭、睡不好觉、坐立不安、烦躁等身体或心理上的问题。这时，进行适当的放松训练可以有效缓解他们的身心疲劳和不良情绪。一种简单的方式是聆听轻音乐，以最舒服的坐姿或躺在床上假寐来放松身体。如果时间允许，还可以进行系统的深度放松训练。后者最好配合专门的指导语和音乐，这样往往可以起到比较好的效果。如果想要改善焦虑导致的失眠，可以平躺在床上，双手叠放在腹部，头脑中想象"放松"两个字由远及近、由小而大在自己的眼前浮现。这样，头脑会渐渐放松，身体会逐渐消除紧张感，最终进入睡眠状态。

四、医护人员如何应对复杂的医患关系

　　医患关系一直以来都是个热门的话题，疫情暴发前就发生过多起患者家属殴打医生甚至杀害医生的事件。疫情暴发期间也发生过多位医护人员遭受患者家属的人身攻击的事件，伤势有轻有重。医护人员需要在保护好自己的同时，正确面对这些情况。

① 理解为桨，理性作帆

　　那些遭受患者及其家属辱骂、殴打等过激行为的医护人员，会感到委屈伤心，觉得自己的付出与辛酸不值得，甚至产生自我怀疑、自责、愧疚的情绪。这时，医护人员也要从患者及其家属的角度想一想。他们在本应该欢度新春佳节的时期却遭受疾病的袭击，无法与亲人团聚，甚至失去至亲，他们内心积压的痛苦、郁闷等负性情绪随时可能会宣泄。因此，医护人员应该本着理解为先的宗旨，在面对自己所遭受的不正当对待时，应该理性看待已经发生的事情，在做好自身的安全防护并做好善后处理之后，继续投身工作。

② 不担忧，不回避

　　一些医务工作者在听说自己的同事遭受上述不幸时，可能会出

现既愤怒、又过度担忧自己处境的心理，甚至会刻意回避与患者及其家属的接触。但是，充分理解患者及其家属，与患者及其家属建立良好的信任关系，才是保护医患双方的最佳手段。只有医患双方携手共进，才能在与疫情抗争的过程中战胜病毒。

"不计报酬，无论生死"是医者不变的誓言，在奋不顾身为国家、为人民献身的同时，医护人员也需要时不时地为自己的健康开个"药方"。这样，一切都会在春暖花开时迎来最灿烂的模样！

第二节　患者、居家隔离者及其家属的心理自助

在疫情暴发时期，患者、居家隔离者应该是最担心自己病情的，通常也是最需要心理援助的。此外，因为亲人遭受不幸，需要与亲人分离，他们的家属也会产生负性情绪。不同的群体具有不同的特点，面临不同的心理问题，心理自助的方式也有所不同。

一、隔离治疗者的心理自助

隔离治疗者的病情相对严重，需要更多的医学治疗。一般来说，所有重症患者必须入院治疗，轻症患者尽可能入院治疗，

保持积极乐观的心态，更好地配合医疗救助

无法进入定点医院治疗的轻症患者会被安排到指定地点进行隔离治疗。隔离治疗者因为自身的病情以及在医疗环境中的所见所闻，更有可能出现心理问题。当负面情绪较多，影响自己的治疗和生活质量时，隔离治疗者可采取以下措施进行心理自助。

1. 与医护人员保持沟通，积极配合治疗

隔离治疗者不要否认医护人员的诊断或排斥治疗，相反，要积极与医护人员沟通，及时了解自身的病情及治疗状况，积极配合治疗。面对疫情，患者并非束手无策，可以采取多种方式主动地应对，保持积极的心态，这样才能有助于缓解病情。

2. 了解疾病的相关知识和治疗信息，对治疗保持乐观态度

隔离治疗者不可避免地会目睹疫情所带来的痛苦场面，对自己的病情可能会产生悲观的态度。因此，了解客观、详实的信息有助于病人保持良好心态。隔离治疗者可以每天选择一个固定的时间，获取并整理疫情相关信息，包括死亡率、治愈率、治疗方法等。在获取相关信息时，要关注信息来源，对非官方来源和未查证来源的信息持质疑态度，多关注官方媒体发布的信息。以积极的心态去看待获取的信息，例如不断攀升的确诊人数可能会让人恐慌，但相比之下死亡率更能说明疫情的严重程度。特效药和疫苗的研发需要一定的时间，但要相信现有的治疗手段也可以支持大部分病人痊愈，并对治疗结果保持乐观的态度。

3. 关注自身情绪状态，必要时寻求专业帮助

隔离治疗者要有意识地关注自身的情绪状态，如果发现自己的情绪出现较大波动，要采取一定的情绪调节策略进行调整。例如：在条件允许时，可进行适度的运动，或听音乐、读书等；将脑中的想法和感受记录下来或向他人倾诉；如果感到悲伤、低落或恐慌，可以尽情地大哭一场——这也是一种很好的缓解情绪的方式；回想自己以往的类似经历及成功的应对方法，将其应用于当前环境以调整心理状态。隔离治疗者可以在一定限度内通过自己的努力使情绪恢复稳定，但如果负性情绪超过了自己可以承受的范围，就要及时

求助于专业人士。

④ 适度与亲友保持联系，获取社会支持

由于隔离环境封闭且空间狭小，活动范围受到很大限制，隔离治疗者很容易产生孤独感和无助感。电话和网络为患者提供了与他人保持联系的便捷途径，可令他们获取他人的支持和力量，增强战胜疾病的信心。

⑤ 正视自身的变化，以平和的心态面对一切

每个人遇到突如其来的重大事件时，都会产生心理或生理上的变化，焦虑、恐慌、孤独、无助都是十分正常的反应。当患者觉察到自己的变化时，不必过分担忧，要接纳自身的一切，以平和的心态正视变化。这样一来，那些负性的反应自然会渐渐消退。

二、隔离治疗者家属的心理自助

隔离治疗者的家属由于难以与患者见面，无法及时掌握其病情发展和治疗情况，加上受到来自网络和电视的各种负面信息的影响，可能会产生一定的心理问题。隔离治疗者的家属可以采取以下方式进行心理自助。

① 了解疾病的相关知识和卫生知识，采取科学的防范措施

由于目睹了患病的过程，家属可能会对疫情产生恐慌情绪。建议家属从官方媒体和可靠的医疗卫生媒体渠道等获取疫情相关知识和卫生知识，采取科学的防范措施，这可以有效减少对于自己感染病毒的担忧。

② 与患者保持适度沟通，及时了解治疗进程，为患者提供鼓励和支持

建议家属每天通过打电话、网络聊天、写信等方式与患者保持沟通。这样，一方面可以及时了解病人的治疗状况，减少自己的担忧；另一方面也是对患者的鼓励和支持，可以使他们增进康复的信心，积极配合治疗。

家属与患者的良好互动有助于让双方保持积极的心态，但也要

注意适度。打电话、网络聊天的时间过长不仅不利于病人的恢复，还可能会让家属过度共情，从而产生替代性创伤。

3. 保持健康的生活方式，维持正常的生活节奏

有些家属与患者感情深厚，十分担忧患者的病情，甚至出现食欲不振、失眠等情况，严重影响了自己的身心健康。病情需要患者和家属共同应对，每个人都要做出积极的努力，家属的身心健康也牵动着患者的心，会对患者产生影响。家属应保持健康的生活方式，做好防护措施，还可以在室内进行一定的运动，如瑜伽、仰卧起坐、深蹲等，到人员不密集的室外区域进行适度的锻炼。

4. 寻求社会支持，与他人进行远程沟通，帮助自己舒缓情绪

家属自身也承受着疫情带来的巨大压力，也需要来自他人的支持和帮助——每天通过电话和网络与他人沟通，哪怕只是简单地唠唠家常，哪怕只有几分钟，也可以使自己从重压之中抽出身来，保持心态稳定。

5. 合理甄别互联网信息，重视权威数据，减少对负面新闻的关注

当前，互联网上关于疫情的信息很多，谣言与真相交杂在一起，让人难以分辨，各种负面信息的传播加重了人们的恐慌。家属应保持对谣言的警惕，相信官方媒体，重视权威数据，同时减少对负面新闻的关注；每天定时查看相关新闻即可，不必时时关注疫情信息。

6. 运用放松技术调整情绪，必要时寻求专业帮助

家属如果觉察到自己的消极情绪，可以采用腹式呼吸放松、正念冥想、音乐放松等方法保持心态的平和。一旦发现自己出现了严重的心理不适，就要及时寻求专业帮助。

三、居家隔离者及其家属的心理自助

居家隔离者大多为进入过疫区或与确诊患者接触过的、无症状或症状轻微的人员。他们会担心自己感染新冠肺炎，担心自己因没有被收治而延误病情；他们的家属在心理上也会受到一定程度的不

良影响。居家隔离者及其家属可通过以下方式进行心理自助。

1. 配合隔离要求，树立对居家隔离的积极认知，保持良好心态

有些居家隔离者可能产生"居家隔离是住院治疗的前奏"这种错误的想法，认为病毒传染性强，自己很有可能会患病；有些居家隔离者则认为自己不可能染病，拒绝配合隔离工作。居家隔离只是一种防患于未然的措施，大多数居家隔离者实际上并没有被传染。居家隔离者应该对居家隔离这种措施给予正确的认识，不要在医生做出诊断之前认定自己已经染病，要保持良好的心态，积极配合隔离要求，关注自己的健康状况并及时上报。

2. 科学认识疫情，合理甄别信息，减少不良信息的影响

居家隔离者应关注官方媒体的权威信息，不轻信流言，尽量避免不实信息对自己造成的影响。居家隔离者一方面不要过于担心自己的情况，另一方面也不要过于轻视病毒的传染性，尽量做到不被外界过多的信息所影响，"顺其自然，为所当为"。

3. 进行鼓励式的交流，创造积极的沟通氛围

为防止交叉感染，居家隔离者和其家属应避免直接接触，但可以通过多种方式创造积极的沟通氛围。除了通过语言、文字交流之外，家属也可以通过准备隔离者喜欢的饭菜、为家里增添装饰等方式向隔离者传达积极的信号，使其保持愉悦的心情。

4. 与他人进行沟通，满足社交需求

在漫长的隔离过程中，隔离者与家属都需要通过与他人沟通来排解寂寞。除了打电话、网络聊天之外，通过网络和他人一起玩游戏、一起工作、一起学习也可以满足人们的社交需求。

5. 关注自身情绪，进行情绪调整，必要时寻求专业帮助

居家隔离者及其家属都有可能受到疫情的影响，应关注自身的情绪变化，正视它们并采取适合自己的方式进行调整。如果情绪变化严重影响了生活，应及时寻求专业人员的心理援助。

6. 把注意力转移到其他事情上，减少使用电子设备，开展多样化的活动

居家隔离者不必一直将注意力集中在疫情及自己的身体状况上——互联网上的各种负面信息让人焦虑，应当放下手机，远离电脑，开展多样化的室内活动，如瑜伽、读书、拼图等，来充实自己的精神世界，保持心情愉悦。

7. 保持健康的生活方式，尽量保持原有的生活节奏

居家隔离者在家中要保持健康的生活方式，按时作息，摄入足够的营养，进行适度的锻炼；原有的生活节奏也不必因暂时的隔离而被打乱，可以将这段时间视为一次特殊的假期，坚持在家工作、学习。

总之，面对疫情保持健康的心态有利于免疫系统发挥最大的作用。希望患者、居家隔离者及其家属都能够学会心理自助，保持积极乐观的心态，更好地配合医疗救助工作。

第三节　一般成人的心理自助

在疫情暴发时以及疫情暴发后，人们在心理上多少都会有些波动。这些心理困扰如果没有干扰人们的日常生活、工作和学习，就会慢慢平复，我们不用过于担心。但是，如果这些波动已经严重干扰了我们的正常生活，那么我们就需要掌握一些必要的心理自助方法。

一、学会察觉自己的异常状态

巴甫洛夫曾说，"忧愁、悲伤能损坏身体，从而为各种疾病打开方便之门，而愉快能使你的体质增强，最好的药物就是愉快和欢乐"。绝大多数人在面对危机时都可能产生害怕、担忧、无助等心理体验。但过度的紧张、恐慌的情绪和过度的担心会降低我们身体的抵抗力和免疫力，反而增加个体对疾病的易感性。积极的情绪能够减轻心理压力对人们的影响。

当疫情暴发时，大多数人会不知所措，对发生的事情感到困惑，

不了解到底发生了什么，所以会感到恐惧、焦虑，或者麻木，甚至处于游离状态。有些人的反应可能比较轻微，如坐立不安，无法冷静下来或者伴有一些生理变化，如出汗、呼吸急促、头疼脑热；有些人的反应则会比较严重。实际上，当我们面临风险时，出现轻度焦虑是正常的，这有利于我们调动自己的资源来应对风险，这是积极的、有意义的。当焦虑情绪较严重时，我们也可以用适当的方法来进行自我调节。

二、疫情暴发期常见的心理问题

1. 个体对身边人和自己是否会被病毒感染的过度焦虑

心理学家通常把这种特殊的焦虑称作"感染焦虑"。病毒的传播性和致死性未知，潜伏期长，并且目前尚无有效的治疗方式，确诊人数日益增加，这些都会使大众感到焦虑和恐惧，难以放松，注意力全部被疫情信息所牵制。这种特殊的焦虑与我们对普通生活事件的焦虑是不同的。已有研究证实，过度焦虑和恐惧的情绪会引起身体的各种不适，导致免疫力下降，使人更易感染疾病。

2. 个体的疑病心理

因为新冠病毒潜伏期长，所以那些一开始不知情、在无任何防护情况下就出门了的个体可能会产生"是不是已经被感染"的担忧；最近有轻微的感冒或其他身体不适症状的个体，也可能会怀疑自己不是普通的身体不适，而是感染了新冠病毒；曾经直接或间接接触过疫情严重地区的人员的个体，也会对自己是否已经患病有更多的疑虑。这种疑病心理导致大量人员涌入医院，对医院的正常运行造成压力，甚至可能会导致在医院发生交叉感染。当个体长时间专注于这种不良情绪，产生并接受了消极的心理暗示时，就会产生疑病心理。这对我们的身心健康有很大影响，还会占用公共医疗资源。

3. 个体因了解他人在这场疫情中所承受的痛苦而感到痛苦或麻木

看到饱受病痛折磨的病人、奋战在一线的医护人员，我们会感到痛苦和悲伤。这种现象主要是因为我们对他人的过度共情使自己承受了巨大的身心困扰，在心理学上，这被称为替代性创伤。

替代性创伤（vicarious traumatization）是指在目击大量残忍、破坏性场景之后，其损害程度超过个体心理和情绪的耐受极限，间接导致的各种心理异常现象。通常只有近距离接近灾难的人才会产生替代性创伤。在疫情期间，我们被疫情信息包围，很容易进入与病魔抗争的痛苦情境，难以抽身。同理心强、共情力强的人更容易出现替代性创伤。但是如果相关信息爆炸导致信息过载，人们也有可能启动一种心理保护机制——"同情疲劳"。

④ 普通大众因无法抗击疫情而导致的无力感

普通大众在面对这次疫情时，总是会感到心有余而力不足。这种无力感可能会使人陷入更深的焦虑中。研究表明，不切实际、一厢情愿的想法（例如，希望病毒自己消失）只会促使人们做出更多回避型行为，比如远离人群、远离公共场所等。但是，这并不能够增加人们真正有效预防疾病的行为，比如佩戴口罩、勤洗手等。如此一来，不切实际的想法不仅没能缓解我们的焦虑，还有可能使我们的身心健康受损。

⑤ 对疫情蔓延的愤怒和对疫情严重地区人民的歧视

当疫情更加严重、造成更大的消极影响时，个体会对与疫情有关的人、事、物表现出更强的厌恶和愤怒，这是"认知失调"（cognitive dissonance）的一种表现。例如，人们普遍认为疫情可能是由于某些人食用野生动物引发的，当疫情变得更加严重时，人们会对于这个特定人群产生更强烈的厌恶和愤怒。

在产生厌恶和愤怒的过程中，也可能会伤及"无辜"。"武汉""疫情来源""湖北""隔离"这些词因为疫情而被联系到了一起。由于公众对于疫情和相关群体的认知不够，社会上可能会出现对于某些特定群体的"污名化"，导致人们对这些群体产生不合理的恐惧、躲避、排斥，甚至攻击行为。

三、一般成人在疫情期间的心理自助方法

1. 科学认识新冠病毒

恐惧来源于未知，人们视新冠病毒如瘟神并对其过度恐惧是因为不了解它，因此我们要学习和了解关于新冠病毒的知识，例如，新冠病毒的典型症状、发病原因、传播途径以及防护措施，做好充分的准备以缓解自己的焦虑和恐慌情绪。

2. 积极采取防御措施

认真听取并采纳专家的建议，做好防护措施，避免感染是我们能对防控疫情所做的最大贡献。尽量减少走亲访友，少去人员密集的场所，必须出门时，一定要戴好口罩。平时要注意室内通风，勤洗手，勤消毒，保持居住环境干净卫生。做好这些防御措施是建立积极心理状态的基础和保障。

3. 及时关注疫情，而非时时关注疫情

放下手机，减少信息输入。信息管理是对疫情信息处理方式的改变，是对疫情及其心理影响的一种管理方法。在疫情暴发期，如果人们的注意力一直在手机、电视不断推送的信息上，情绪就会随着信息起伏波动。虽然这些信息可以使人有暂时的"掌控感"，但是人们却要以"心累"和正常生活节奏的紊乱为代价。

我们可以设定"信息闹钟"，在一天的时间中，每隔半天，用5分钟来关注疫情信息，在其他时间安排运动、工作、家务或者休闲娱乐等日常活动。这样我们就能在掌握疫情的同时，获得正常的休息和愉悦的情绪。在必要防护的基础上，丰富且规律的生活能让我们的"心理免疫力"增强，使我们更有力量和信心去面对不断变化且未知的风险。

4. 不信谣，不传谣

挑动大家敏感神经的，不仅有每日更新的疫情报告和信息，还有网络上的各种谣言。谣言通常是未经证实并且广为流传的，那些信息通常来源模糊、让人感到危险或者存在潜在威胁。谣言的存在

让人感到恐慌，因为它在提醒你问题的严重性并做好最坏的打算。疫情的严峻态势时刻危及着我们的生命，在这种大规模社会问题的形势下，谣言的传播是难以避免的。我们应该做的是，关注国家的官方消息而非小道消息，不信谣、不传谣。

5. 保持规律、健康的生活作息

良好的睡眠是积极情绪的基石。在这个特殊而又难得的假期，不妨调整好自己的生活作息，增强免疫力，降低患病的可能性。可以每天在室内做一些运动或者冥想；保证三餐规律、健康；临睡前听几段舒缓的音乐或者安静地阅读来促进睡眠。"宅"在家的生活也可以是宁静、健康的。

6. 充实生活，放平心态

给自己做一份规律的作息时间表，合理安排工作时段、休息时段、娱乐时段、运动时段、进餐时段等。和父母拉拉家常，记录和分享生命故事，做自己想做而一直没时间做的事情，学习一些新技能……这些都可以使自己宅在家里的生活充实起来，从而使自己的心态变得平和。稳定感对于应对未知非常重要。

7. 彼此支持，共筑爱的桥梁

友善、互助的社会支持是我们的宝贵资源。每天抽时间问候一下亲朋好友，可能是一通简短却温暖的电话，可能是一条有趣而动人的消息，积极情绪的产生也需要陪伴和温暖的助力。

我们需要对武汉人民以及其他确诊群众给予关怀和信任，提供力所能及的帮助。有国才有家，在这个有十四亿人口的大家庭，每个人微小的善意汇聚在一起就是巨大的贡献。一份简单的物资、一句"武汉加油，中国加油！"，都可贡献力量、创造温情。最后，我们还要对医务人员和国家充满信心，每个人的支持是祖国和所有一线工作者强有力的后盾，全国人民团结一心，才能迎来胜利的曙光。我们要记住《爱是桥梁》中的那句话："科学防控、坚定信心，就是抗击疫情最好的疫苗。众志成城，没有我们过不去的坎。"

8. 情况严重时及时求助

如果你的状态使你难以维持正常的生活，或者出现失眠、情绪崩溃、惊恐发作等症状，请尽快通过电话或网络寻求专业帮助。专业的心理工作者会向你提供有效的帮助。

人类共同的敌人是病毒，希望我们都能有良好的心态迎难而上，共同打赢这场疫情攻坚战。

第四节　家长的心理自助

突如其来的疫情打破了正常的生活秩序，孩子们也会感觉到生活当中有了许多不同。没有了往常节日期间的走亲访友、家庭聚会，外出旅行计划被取消，就连找小伙伴一起玩也会被家长拒绝。随着开学的延迟，孩子们待在家里的时间越来越长，可能会出现焦虑、恐惧、无聊等负面情绪。

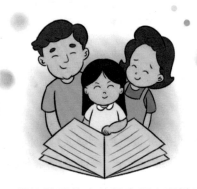

保护孩子的身体健康和心理健康

新冠肺炎疫情期间，家长们在保护孩子身体健康的同时，可以从以下几方面入手维护孩子的心理健康。

1. 家长自身保持情绪稳定

家长要保持积极的态度，"注重防护，但不恐慌"。即使年龄很小的孩子也会受到家长情绪的感染。如果家长是焦虑不安、忧心忡忡的，孩子就会觉察到家长的情绪，也会产生一些不必要的焦虑情绪。家长可以根据孩子的年龄阶段，告诉孩子一些和疫情有关的简单、明确的信息，让孩子们知道，只要按照医生的建议做好清洁、防护，减少不必要的外出，他和家人都会是健康、平安的；而且疫情不久就会过去，一切都会恢复正常。

❷ 保证家庭生活的正常秩序，提供高质量的陪伴

规律和有秩序的生活可以增强儿童的确定感和控制感，也是帮助他们建立安全感的最有效的方式之一。即便在假期当中，也应该按时作息，合理安排学习和娱乐的时间。家长还可以和孩子一起在室内进行一些小锻炼，运动会促进人体分泌多巴胺，提升人们的积极情绪，而积极情绪可以帮助儿童提高抵抗力，同时增加内心的安全感。家长可以尝试把居家锻炼变得更有趣味性和竞争性，给孩子增加锻炼的乐趣。

由于空间的限制，能够在家中开展的体育活动非常有限，仰卧起坐、俯卧撑、做操、瑜伽等活动对于年龄较小的孩子来说都比较枯燥，而且一个人也很难坚持。家长可以和孩子一起锻炼，并想方设法让活动变得有趣。

比如，利用矿泉水瓶作道具，在家中进行"保龄球比赛"；也可以和亲朋好友建立微信群，大家一起做运动，并在群中报告和展示大家运动的情况，把社会赞许性引入体育锻炼，让孩子既能锻炼又能展示，感觉到这项活动非常好玩，进而坚持下去。

在"超长假期"中，家长要努力为孩子提供高质量的陪伴，关心孩子的所思所想，回答孩子提出的各种问题，与他们进行积极、正面的交流。对于在情绪方面表现出焦虑、恐惧、烦躁不安的孩子，家长更需要多花时间陪伴他们，还可以多进行身体接触（如拥抱、抚摸），或晚上陪孩子睡觉。儿童容易从这些亲密的接触和安全的亲子依恋中重建内心的稳定。

另外，家长可以鼓励并帮助孩子在假期中学习一项新技能。每个人都需要有不断获得自我进步的感觉，这样才能使个体感觉到生活充实并且有克服困难的信心。在假期中，孩子可以学习做饭、下棋、绘画等通过练习可以提升的技能，通过这种方式，孩子可以获得成长和进步的感觉，而不是在看电视或打游戏中消磨时光。家长还可以带孩子一起进行居家整理。比如，进行一次大扫除，清理掉不需

要的废旧物品，尝试变换家具的摆放方式，或者给家庭做一些新的手工装饰。长期待在家里不出门，儿童容易感到烦躁和厌倦。鼓励孩子做一些力所能及的家务劳动，既使孩子锻炼了身体又做好了家庭卫生防疫；同时，物理环境变化带来的新鲜刺激，可以使儿童的心情更加愉悦。

③ 避免儿童信息过载，用适当的方式进行科普

家长可以根据儿童的年龄和理解能力告诉孩子关于疫情的必要和可靠的信息，不必追寻和搜索关于疫情的所有报导，避免家人和孩子处在过度的刺激之下。有心理学研究表明，在危机事件当中，反复接触相关信息也是一种应激来源，会让部分人的心理受到间接的创伤。所以家长要对孩子接触到的信息进行一定的筛选和过滤。

面对突如其来的疫情、密集的媒体报道和大人们的谈论，孩子可能会产生"病毒是什么""病毒是不是喜欢吃小孩"等问题。家长要积极、耐心地回答孩子的问题，避免孩子产生恐惧感，而不是简单地敷衍或否定孩子的问题，或者以"小孩子别胡思乱想"等话语打断孩子的问题。家长在给孩子进行讲解时，要特别注意尽量将讨论终止于儿童目前关心的范围，符合儿童的理解能力，不做过度延伸。

在进行讲解时，家长要注意语言要符合儿童的认知特点，理解他们的感受。发展心理学研究表明，在幼儿期，孩子的思维表现出"泛灵论"的特点，即相信"万物有灵"，把生活中的各种物体和现象拟人化，赋予它们动机和意图。他们很容易将"病毒"想象成拥有邪恶意图的坏人。由于这种理解与成年人对病毒的科学性认识有很大不同，小朋友们产生的恐惧也会与成年人不同。所以，家长在给儿童讲解病毒时，要同时关注他们的情绪，在面对小朋友产生的"病毒是不是在四处找我""病毒是不是最喜欢吃小孩""病毒会不会从门缝钻进来"等问题时，要充分理解这种问题产生的合理性，重视其背后的恐惧。如果孩子已经产生了相应的恐惧，家长可以从孩子的角度谈论病毒，告诉他们"病毒很笨，只要我们不碰它，它就不会追上我们"。更重要的是加强陪伴，让孩子在温馨、有趣的家庭生活中缓解恐惧情绪。

4. 必要时寻求专业人士的帮助

如果孩子出现了较为严重的应激反应，影响了正常生活，可以寻求专业人士的帮助。

低幼儿童（0—6岁）对疫情的焦虑可能表现为：作息混乱，食欲变差，特别黏人或冷漠，哭闹不止，反复出现某些动作（如吮指），发育倒退（例如，孩子原本可以说10个字的句子，变为只能说单词、叠字；本来会自己解便的儿童频繁尿床、尿裤子）。

学龄儿童（6—12岁）对疫情的焦虑可能表现为：过度担心自己和家人的健康、脆弱、容易哭泣、经常出现莫名的烦躁情绪、易怒、反复洗手、什么都不敢碰、入睡困难、睡眠差、容易惊醒、黏人等。儿童出现了这样的情绪反应或者行为反应，说明他的焦虑反应已经非常强烈了，建议家长尽快寻求专业人员的帮助，以进行适当的心理干预。

结 语

当人们在 2019 年谈起 2020 年这个年份的时候，心里充满了美好的期待。因为这个年份有两个同样的双数，在崇尚传统的国人心中，这是一个难得的吉利数，甚至很多情侣约定好了在 2020 年 2 月 2 日开始终生相伴。现在，2020 年 2 月 2 日已过，我相信在绝大多数中国人记忆中，这依然是一个特别的日子。只是这种特别，不再是简单的吉利和喜悦，而是充满了各种复杂情绪的记忆。人们的心情起伏跌宕，随着疫情而紧张和悲伤。

我对 2020 年初的记忆还有另一份特别。2020 年 2 月 1 日，我接到世界图书出版有限公司总编辑陈建军的电话，讨论出版一本疫情期间为人们讲解可能遇到的心理问题、提供心理自助方法的书，约定 2 月 7 日交稿。从开始组稿到交稿，只有短短 6 天的时间，这对我来说，也是一段特别的经历。陈总编辑在疫情期间给大众免费提供心理自助图书的责任心与回报社会的拳拳之心，激励了我以前所未有的勇气答应承接这本书的编撰工作。

我们这个伟大的国家，用艰难的历程书写着历史，现在的人们更深刻地体会到民生之不易，未来的人们也会更清楚地理解怎样才能让这块土地的人们生活得更加美好。我们这个伟大的时代，让心理学者不再"百无一用是书生"，让我们有机会为这块土地上的人们提供服务，让人们了解自己的情绪，知道如何应对自己的情绪问题。

感谢中国人民大学心理学系的编写团队，感谢李凌己先生的审读，他们尽全力做了自己能做的事情，贡献了他们的力量。期望这本书能真正为在疫情期间需要帮助的人们提供必要的帮助。

因为这本书是在非常短的时间里编写完成的，所以错误一定在所难免。责任全部在于本人，敬请各位批评、指正。

是以此为纪念之结语。

胡 平

2020 年 2 月 7 日

附录1　世界卫生组织生活质量测定量表简表（WHOQOL-BREF）

填表说明：填写这份问卷的目的是了解您对自己的生活质量、健康情况以及日常生活的感觉，请您选择最接近自己真实感觉的那个选项。注意所有问题都只针对您最近两周内的情况。

请阅读每一个问题，根据您的感觉，选择最适合您情况的选项。

1.（G1）您怎样评价您的生存质量？

①很差　　②差　　③不好也不差　　④好　　⑤很好

2.（G2）您对自己的健康状况满意吗？

①很不满意　　　②不满意　　　③既非满意也非不满意

④满意　　　　⑤很满意

下面的问题针对的是两周来您对某些事情的感觉。

3.（F1.4）您觉得您身体感觉到的疼痛妨碍了您去做自己需要做的事情吗？

①根本不妨碍　　②很少妨碍　　③有妨碍（一般）

④比较妨碍　　⑤极妨碍

4.（F11.3）您需要依靠医疗的帮助进行日常生活吗？

①根本不需要　　②很少需要　　③需要（一般）

④比较需要　　⑤极需要

5.（F4.1）您觉得生活有乐趣吗？

①根本没乐趣　　②很少有乐趣　　③有乐趣（一般）

④比较有乐趣　　⑤极有乐趣

6.（F24.2）您觉得自己的生活有意义吗？

①根本没意义　　②很少有意义　　③有意义（一般）

④比较有意义　　⑤极有意义

7.（F5.3）您能集中注意力吗？

①根本不能　②很少能　③能（一般）　④比较能　⑤极能

8.（F16.1）日常生活中，您感觉安全吗？

①根本不安全　　②比较不安全　　③安全（一般）

④比较安全　　⑤极安全

9.（F22.1）您的生活环境对健康有利吗？

①根本没有　　②很少有利　　③好（一般）

④比较有利　　⑤极有利

下面的问题针对的是两周来您做某些事的能力。

10.（F2.1）您有充沛的精力去应付日常生活吗？

①根本没精力　　②很少有精力　　③有精力（一般）

④比较有精力　　⑤完全有精力

11.（7.1）您认为自己的外形过得去吗？

①根本过不去　　②很少过得去　　③过得去（一般）

④比较过得去　　⑤完全过得去

12.（F18.1）您的钱够用吗？

①根本不够用　　②很少够用　　③够用（一般）

④比较够用　　⑤完全够用

13.（F20.1）在日常生活中您需要的信息都齐备吗？

①根本不齐备　　②很少齐备　　③齐备（一般）

④比较齐备　　⑤完全齐备

14.（F21.1）您有机会进行休闲活动吗？

①根本没机会　　②很少有机会　　③有机会（一般）

④比较有机会　　⑤完全有机会

15.（F9.1）您的行动能力如何？

①很差　　②差　　③不好也不差　　④好　　⑤很好

16.（F3.3）您对自己的睡眠情况满意吗？

①很不满意　　②不满意　　③既非满意也非不满意

④满意　　　　　⑤很满意

17.（F10.3）您对自己日常生活中的做事能力满意吗?

①很不满意　　　②不满意　　　③既非满意也非不满意
④满意　　　　　⑤很满意

18.（F12.4）您对自己的工作能力满意吗?

①很不满意　　　②不满意　　　③既非满意也非不满意
④满意　　　　　⑤很满意

19.（F6.3）您对自己满意吗?

①很不满意　　　②不满意　　　③既非满意也非不满意
④满意　　　　　⑤很满意

20.（F13.3）您对自己的人际关系满意吗?

①很不满意　　　②不满意　　　③既非满意也非不满意
④满意　　　　　⑤很满意

21.（F15.3）您对自己的性生活满意吗?

①很不满意　　　②不满意　　　③既非满意也非不满意
④满意　　　　　⑤很满意

22.（F14.4）您对自己从朋友那里得到的支持满意吗?

①很不满意　　　②不满意　　　③既非满意也非不满意
④满意　　　　　⑤很满意

23.（F17.3）您对自己居住地的条件满意吗?

①很不满意　　　②不满意　　　③既非满意也非不满意
④满意　　　　　⑤很满意

24.（F19.3）您对得到卫生保健服务的方便程度满意吗?

①很不满意　　　②不满意　　　③既非满意也非不满意
④满意　　　　　⑤很满意

25.（F23.3）您对自己的交通情况满意吗?

①很不满意　　　②不满意　　　③既非满意也非不满意
④满意　　　　　⑤很满意

下面的问题针对的是两周来您经历某些事情的频繁程度。

26.（F8.1）您有消极感受(如情绪低落、绝望、焦虑、抑郁)吗?

①没有　②偶尔有　③时有时无　④经常有　⑤总是有

此外，还有三个问题：

27. 家庭摩擦影响您的生活吗？

①根本不影响　　　②影响较小　　　③影响（一般）

④影响较大　　　⑤有极大影响

28. 您的食欲怎么样？

①很差　　②差　　③不好也不差　　④好　　⑤很好

29. 如果让您综合以上各方面（生理健康、心理健康、社会关系和周围环境等方面）给自己的生存质量打一个总分，您打多少分？（满分为 100 分。）

计分方式：

"很不满意"记 1 分，"不满意"记 2 分，"既非满意也非不满意"记 3 分，"满意"记 4 分，"很满意"记 5 分。得分范围在 28 ~ 140 分之间。得分越高，说明您的生活质量越高。

通过计算所属条目的平均分再乘以 4，您将得到领域得分，领域总分 =（领域得分 -4）*100/16，该结果与世界卫生组织生存质量测定量表（WHOQOL-100）的得分具有可比性。

附录 2　焦虑抑郁症状自评量表（SCL-90）

指导语：请您根据自己最近一周的实际情况，选择最符合您的一项，在每题后的 5 个方格中选择一格，并标记。然后将每题得分填在量表后相应题号的评分栏中，其中"无"记 1 分，"轻度"记 2 分，"中度"记 3 分，"偏重"记 4 分，"严重"记 5 分。

	无	轻度	中度	偏重	严重
1. 头痛	□	□	□	□	□
2. 神经过敏，心中不踏实	□	□	□	□	□
3. 头脑中有不必要的想法或字句盘旋	□	□	□	□	□
4. 感到头晕或曾晕倒	□	□	□	□	□
5. 对异性的兴趣减退	□	□	□	□	□
6. 对旁人求全责备	□	□	□	□	□
7. 感到别人能控制您的思想	□	□	□	□	□
8. 责怪别人制造麻烦	□	□	□	□	□
9. 忘性大	□	□	□	□	□
10. 担心自己的衣饰不整齐及仪态不端正	□	□	□	□	□
11. 容易烦恼和激动	□	□	□	□	□
12. 胸痛	□	□	□	□	□
13. 害怕空旷的场所或街道	□	□	□	□	□
14. 感到自己的精力下降，活动速度减慢	□	□	□	□	□
15. 想结束自己的生命	□	□	□	□	□
16. 能听到别人听不到的声音	□	□	□	□	□
17. 发抖	□	□	□	□	□

18. 感到大多数人都不可信任　□ □ □ □ □

19. 胃口不好　□ □ □ □ □

20. 容易哭泣　□ □ □ □ □

21. 同异性相处时感到害羞、不自在　□ □ □ □ □

22. 觉得自己受了骗、中了圈套或有人想抓住您□ □ □ □ □

23. 无缘无故地突然感到害怕　□ □ □ □ □

24. 自己不能控制地发脾气　□ □ □ □ □

25. 不敢单独出门　□ □ □ □ □

26. 经常责怪自己　□ □ □ □ □

27. 腰痛　□ □ □ □ □

28. 感到难以完成任务　□ □ □ □ □

29. 感到孤独　□ □ □ □ □

30. 感到苦闷　□ □ □ □ □

31. 过分担忧　□ □ □ □ □

32. 对事物不感兴趣　□ □ □ □ □

33. 感到害怕　□ □ □ □ □

34. 感情容易受到伤害　□ □ □ □ □

35. 感觉别人能知道您私下的想法　□ □ □ □ □

36. 感到别人不理解您、不同情您　□ □ □ □ □

37. 感到人们对您不友好、不喜欢您　□ □ □ □ □

38. 做事必须做得很慢以保证正确　□ □ □ □ □

39. 感觉心跳得很厉害　□ □ □ □ □

40. 感到恶心或胃部不舒服　□ □ □ □ □

41. 感到自己比不上他人　□ □ □ □ □

42. 肌肉酸痛　□ □ □ □ □

43. 感到有人在监视您、谈论您　□ □ □ □ □

44. 难以入睡　□ □ □ □ □

45. 做事必须反复检查　□ □ □ □ □

46. 难以做出决定　□ □ □ □ □

47. 不敢乘电车、公共汽车、地铁或火车　□ □ □ □ □

48. 感觉呼吸有困难 ☐ ☐ ☐ ☐ ☐

49. 感觉发冷或发热 ☐ ☐ ☐ ☐ ☐

50. 因为感到害怕而避开某些东西、场合或活动 ☐ ☐ ☐ ☐ ☐

51. 觉得自己脑子变空了 ☐ ☐ ☐ ☐ ☐

52. 感觉身体发麻或刺痛 ☐ ☐ ☐ ☐ ☐

53. 感觉喉咙有梗塞感 ☐ ☐ ☐ ☐ ☐

54. 感到自己没有前途、没有希望 ☐ ☐ ☐ ☐ ☐

55. 不能集中注意力 ☐ ☐ ☐ ☐ ☐

56. 感到身体的某一部分软弱无力 ☐ ☐ ☐ ☐ ☐

57. 感到紧张或容易紧张 ☐ ☐ ☐ ☐ ☐

58. 感到手或脚发重 ☐ ☐ ☐ ☐ ☐

59. 想到死亡 ☐ ☐ ☐ ☐ ☐

60. 难以控制地吃得太多 ☐ ☐ ☐ ☐ ☐

61. 当别人看着您或谈论您时感到不自在 ☐ ☐ ☐ ☐ ☐

62. 有一些不属于自己的想法 ☐ ☐ ☐ ☐ ☐

63. 有伤害他人的冲动 ☐ ☐ ☐ ☐ ☐

64. 醒得太早 ☐ ☐ ☐ ☐ ☐

65. 必须反复洗手、点数或触摸某些东西 ☐ ☐ ☐ ☐ ☐

66. 睡得不稳或不深 ☐ ☐ ☐ ☐ ☐

67. 有摔坏或破坏东西的冲动 ☐ ☐ ☐ ☐ ☐

68. 有一些别人没有的想法或念头 ☐ ☐ ☐ ☐ ☐

69. 对别人的言行神经过敏 ☐ ☐ ☐ ☐ ☐

70. 在商店或电影院等人多的地方感到不自在 ☐ ☐ ☐ ☐ ☐

71. 感到任何事情都很困难 ☐ ☐ ☐ ☐ ☐

72. 感到恐惧或惊恐 ☐ ☐ ☐ ☐ ☐

73. 感到在公共场合吃东西很不舒服 ☐ ☐ ☐ ☐ ☐

74. 经常与人争论 ☐ ☐ ☐ ☐ ☐

75. 单独一人时神经很紧张 ☐ ☐ ☐ ☐ ☐

76. 感觉别人对您的成绩没有做出恰当的评价 ☐ ☐ ☐ ☐ ☐

77. 即使和别人在一起也感到孤单 ☐ ☐ ☐ ☐ ☐

78. 感到坐立不安、心神不宁 ☐ ☐ ☐ ☐ ☐
79. 感到自己没有什么价值 ☐ ☐ ☐ ☐ ☐
80. 感到熟悉的东西变得陌生或不像真的 ☐ ☐ ☐ ☐ ☐
81. 想要大叫或摔东西 ☐ ☐ ☐ ☐ ☐
82. 害怕会在公共场合晕倒 ☐ ☐ ☐ ☐ ☐
83. 感到别人想占您的便宜 ☐ ☐ ☐ ☐ ☐
84. 为一些有关"性"的想法而苦恼 ☐ ☐ ☐ ☐ ☐
85. 认为应该为自己的过错而受到惩罚 ☐ ☐ ☐ ☐ ☐
86. 想要赶快把事情做完 ☐ ☐ ☐ ☐ ☐
87. 感到自己的身体有严重的问题 ☐ ☐ ☐ ☐ ☐
88. 从未感到和其他人很亲近 ☐ ☐ ☐ ☐ ☐
89. 感到自己有罪 ☐ ☐ ☐ ☐ ☐
90. 感到自己的脑子有问题 ☐ ☐ ☐ ☐ ☐

SCL-90 自评量表解释及评分标准:

1. 躯体化: 包括 1、4、12、27、40、42、48、49、52、53、56、58, 共 12 题。此项体现心血管、胃肠道、呼吸系统、头痛、肌肉等方面最近有无问题。

2. 强迫: 包括 3、9、10、28、38、45、46、51、55、65, 共 10 题。此项以明知自己的某些消极想法没有必要, 但又控制不住自己, 并且会在头脑中反复出现这些消极想法为特征, 主要表现在思想观念上和行为上。

3. 人际关系敏感: 包括 6、21、34、36、37、41、61、69、73, 共 9 题。此项表现为与他人交往时感到不自在, 人际交往能力低下, 害怕与人交往, 表现出自卑感, 情况严重会导致自闭。

4. 抑郁: 包括 5、14、15、20、22、26、29、30、31、32、54、71、79, 共 13 题。此项表现为对生活的兴趣减退, 缺乏活动的愿望和动力, 表现出悲观、失望的情绪。其特点是以消极的心态看待问题和自己, 情况严重会产生自杀的念头。

5. 焦虑: 包括 2、17、23、33、39、57、72、78、80、86, 共 10 题。

此项表现为紧张、神经过敏，情况严重会导致惊恐发作。焦虑是指某一特定事物引起的一种情绪，有明确的对象，持续时间较短。如果焦虑发展成抑郁，则要以药物和心理咨询相结合进行治疗。

6. 敌对：包括 11、24、63、67、74、81，共 6 题。此项从思想、情感和行为三方面分析，主要体现为爱争论、冲动、发脾气、摔东西。

7. 恐怖：包括 13、25、47、50、70、75、82，共 7 题。此项分为社交恐怖和广场恐怖。社交恐怖居多，表现为内向、害怕与人交往、自卑感强。广场恐怖是指到空旷的地方会无缘无故地感到恐怖。

8. 偏执：包括 8、18、43、68、76、83，共 6 题。此项表现为敌对、猜疑和妄想。

9. 精神病性：包括 7、16、35、62、77、84、85、87、88、90，共 10 题。此项可表现出各种急性的症状和行为，轻度以上的可具有分裂性行为方式的特征，表现出精神病性的症状和行为。

10. 其他：包括 19、44、59、60、64、66、89，共 7 题。此项主要体现为睡眠障碍或饮食障碍。

评分标准：

1. 总分超过 160 的，提示阳性症状。

2. 阳性项目数超过 43 的（43 道题的原始得分在 2 分以上的），提示有问题。

3. 因子分 ≥ 2 的，2—2.9 为轻度，3—3.8 为中度，3.9 及以上为重度。

分析：

1. 只有一项的因子分 ≥ 2 的，如轻度抑郁、中度强迫等，可以尝试用本书中的心理自助方法进行心理调适。

2. 有两项或多项的因子分 ≥ 2 的，如果其中有一项是"躯体化"，那么要先分析是由躯体不适引起了心理问题，还是心理问题导致了躯体不适。可以先到医院检查，排除器质性症状后，再做心理咨询。如果是躯体化问题，应以临床治疗为主，心理咨询为辅。如果在"躯体化"方面没有问题，其他有两项及以上的因子分 ≥ 2 的，要按因子分的高低列出这些项目，如果其中有抑郁、焦虑和精神病性的项目，要分别做抑郁自评量表（SDS）、焦虑自评量表（SAS）和明尼苏达多项人格测验（MMPI），以便确诊。

正常成人 SCL-90 因子分布

项目	X ± SD	项目	X ± SD
躯体化	1.37 ± 0.48	敌意	1.46 ± 0.55
强迫	1.62 ± 0.58	恐怖	1.23 ± 0.41
人际敏感	1.65 ± 0.61	妄想	1.43 ± 0.57
抑郁	1.5 ± 0.59	精神病性	1.29 ± 0.42
焦虑	1.39 ± 0.43	阳性项目数	24.92 ± 18.41

说明：

1. SCL-90 是进行个体心理健康状况鉴别及团体心理卫生普查时实用、简便、有价值的量表，被广泛地应用于心理咨询中。

2. 看因子分是否超过 3 分，若超过 3 分，即表明该项症状已达中等以上严重程度。

3. 将计算出的结果与常模表进行比较，从而判断自己的心理健康水平。

4. 这个自测的依据仅仅是最近一周的感觉，其结果也只表明个体短期内的心理健康状态。一般的心理健康状态波动很容易进行调整，不必产生心理负担。

附录3 全国及部分省份心理危机干预机构与联系电话

序号	地点	机构名称	电话	时段	备注
1	全国	中国心理危机与自杀干预中心救助热线	010-62715275		
2	北京市	北京市心理援助热线	800-810-1117（座机拨打）	24小时	北京心理危机研究与干预中心
3			010-82951332（手机拨打）		
4	上海市	上海市危机干预中心	021-64383562		
5		上海市心理援助热线	021-12320-5	8:00-22:00	上海市精神卫生中心
6	重庆市	重庆市心理危机干预中心	023-66644499		
7	天津市	天津市心理援助热线	022-88188858	24小时	
8	江苏省	南京生命求助热线	025-86528082		
9		南京自杀干预中心救助热线	16896123	24小时	
10	浙江省	杭州心理研究与干预中心救助热线	0571-85029595	24小时	

序号	地点	机构名称	电话	时段	备注
11	湖北省	武汉市精神卫生中心咨询热线	027-85844666 027-51826188	8:00-21:00	
12	四川省	四川省心理危机干预中心热线	028-87577510 028-87528604		
13	福建省	福州市心理援助热线	0591-85666661	8:00-22:00	福州市第四医院心理咨询中心
14		厦门市心理援助热线	0592-5395159	24 小时	厦门市仙岳医院
15		泉州市心理援助热线	0595-22795333	8:00-12:00 14:30-17:30	泉州市第三医院
16	辽宁省	沈阳市心理援助热线	024-23813000	24 小时	沈阳市精神卫生中心
17		大连市心理援助热线	0411-84689595	24 小时	大连市第七人民医院
18	吉林省	长春市心理援助热线	0431-89685000	24 小时	长春市心理医院
19			0431-89685333	8:00-16:00	